AF502110

CONSEILS AUX MÈRES DE FAMILLE

ENTRETIENS FAMILIERS
SUR
L'HYGIÈNE
DE LA
PREMIÈRE ENFANCE

PAR

LE Dr PAUL TRIAIRE

> Quelle science importe-t-il plus d'apprendre aux femmes que celle de conserver et de bien élever leurs enfants ?
>
> ALPH. LEROY.

PARIS
G. MASSON, ÉDITEUR
LIBRAIRE DE L'ACADÉMIE DE MÉDECINE
Place de l'École-de-Médecine.

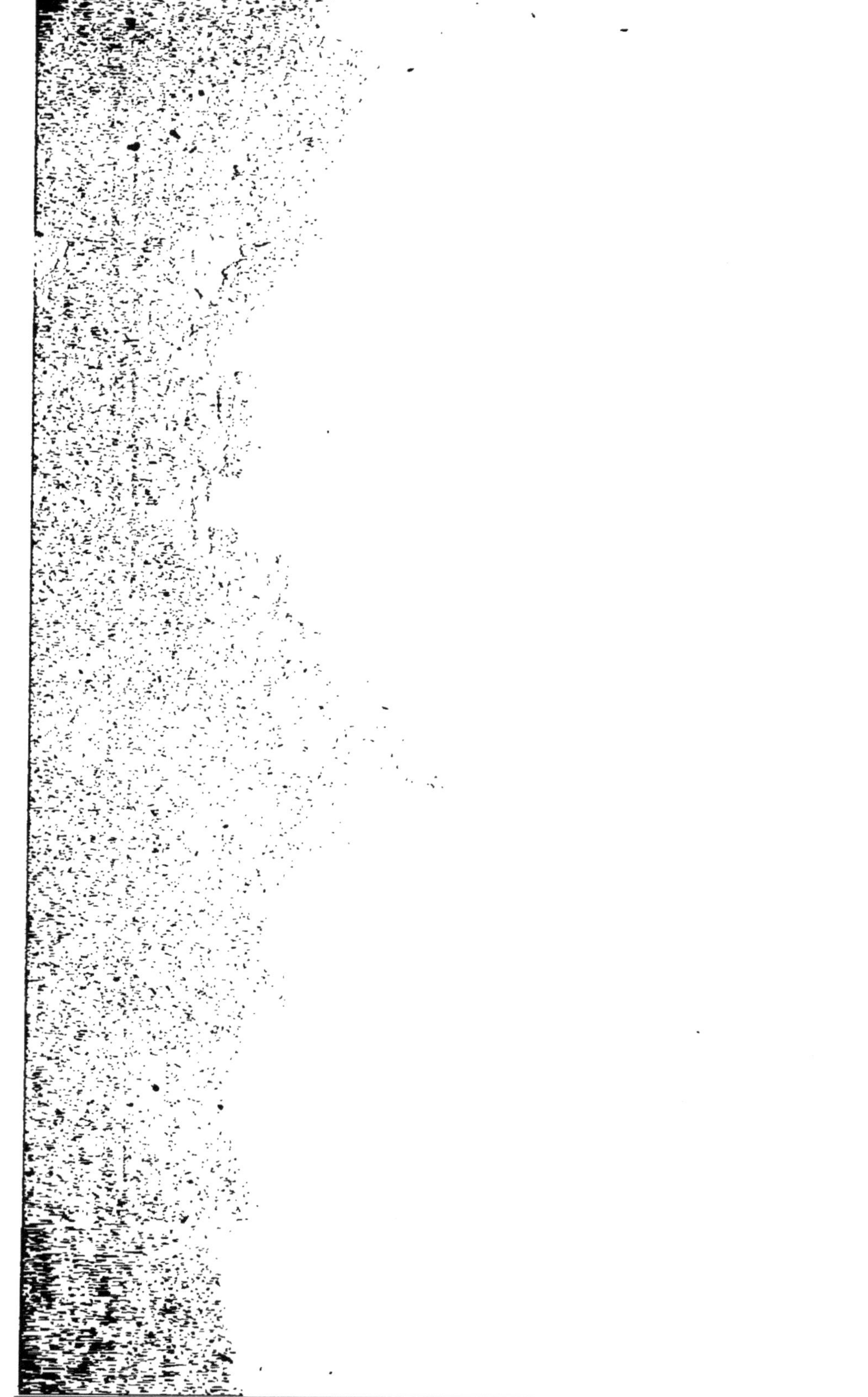

ENTRETIENS FAMILIERS

SUR

L'HYGIÈNE

CORBEIL. — Typ. et stér. de CRÉTÉ FILS.

CONSEILS AUX MÈRES DE FAMILLE

ENTRETIENS FAMILIERS

SUR

L'HYGIÈNE

DE LA

PREMIÈRE ENFANCE

PAR

LE Dr PAUL TRIAIRE

Quelle science importe-t-il plus d'apprendre aux femmes que celle de conserver et de bien élever leurs enfants !

ALPH. LEROY.

PARIS

G. MASSON, ÉDITEUR

LIBRAIRE DE L'ACADÉMIE DE MÉDECINE

Place de l'École-de-Médecine.

PREMIER ENTRETIEN

Hygiène de la grossesse.

PREMIER ENTRETIEN

Hygiène de la grossesse.

Régime de la femme enceinte. — Perversion de l'appétit. Envies. — Hygiène vestimentaire. Corset. — Exercices et voyages pendant la grossesse. — Émotions morales. Leur influence.

Le jour où la femme a conçu, son rôle de mère commence; commence aussi pour elle l'ère des sacrifices, des privations et des sérieux devoirs envers l'être auquel elle doit donner le jour. Entre cet être et la mère, la corrélation est si intime que la santé de l'une ne peut être ébranlée sans que l'existence de l'autre ne soit gravement compromise. La femme doit donc des soins à son enfant avant sa naissance; elle ne pourra s'acquitter de ces devoirs inauguraux de la maternité qu'en se soumettant elle-même aux quelques règles générales que nous allons poser.

Régime. — On se préoccupe dans le monde

du régime de la femme enceinte, et il n'est pas de médecin qui ne soit consulté à ce sujet, dès le début d'une grossesse. La vérité est qu'il n'y a pas de régime à suivre, ou plutôt que le régime doit être à peu près le même qu'en temps ordinaire, pourvu toutefois que l'état de santé soit satisfaisant. Si celui-ci est altéré, les modifications à apporter dans la nourriture sont subordonnées aux indications thérapeutiques. Le plus souvent, il y a anémie, contrairement à ce que l'on croyait à une époque encore récente où l'on attribuait à la pléthore les symptômes d'éblouissements, de vertige, d'oppression qui se manifestent fréquemment pendant la gestation ; les toniques, la viande et le vin sont alors conseillés d'une façon particulière. Il ne faudrait pas cependant que les cas nombreux d'appauvrissement du sang fassent méconnaître la pléthore quand elle se présente ; cet état entraîne au contraire une notable diminution dans le régime, quelquefois des sangsues ou des saignées, prescriptions délicates que le médecin pourra seul ordonner.

L'appétit peut être perverti ; il arrive que la femme grosse n'aime plus les aliments qui lui plaisaient, qu'elle aime ceux qu'elle détestait

Tant que ces modifications du goût ne porteront pas sur des substances nuisibles ou de qualité nutritive insuffisante, il sera inutile de vouloir les réprimer ; l'adage « *quid sapit nutrit*, » est surtout vrai pour elle. Mais si ces caprices atteignaient des proportions exagérées et constituaient un véritable état morbide ; si, repoussant l'alimentation substantielle qui lui est nécessaire, elle montrait une véritable passion pour certains aliments indigestes, le médecin pourra combattre ces désordres par une médication appropriée, mais il appartiendra surtout à son entourage de faire un appel à sa raison, et de lui démontrer combien de pareils écarts dans le régime peuvent être préjudiciables à sa santé et à celle de son enfant.

Que faut-il penser de ces envies sur lesquelles on raconte tant d'histoires ? Cédez-y si elles sont inoffensives, si au contraire leur satisfaction peut nuire à la santé de la mère ou à celle de l'enfant, il ne faut pas craindre de s'y opposer avec douceur, mais aussi avec résolution. Les envies n'ont, quoi qu'on en ait dit, aucune influence sur la constitution future des enfants. On compte par milliers les femmes qui ont eu des envies alimentaires contrariées, on attend encore l'exemple d'une femme annonçant une envie sur son enfant dont la prédiction se soit réalisée.

Vêtements. — Dès que la femme romaine avait conçu, elle dépouillait sa ceinture, d'où le mot enceinte (*incincta*). La femme moderne doit supprimer son corset. On a écrit des volumes qui n'ont converti personne sur les inconvénients de cet ajustement ; ils sont cependant réels : il comprime la taille, gêne les seins, entrave la sécrétion du lait et le développement de l'enfant ; il s'oppose en outre à l'ascension de l'organe gestateur, et le dispose à des déplacements qui seront pour la femme la source de mille misères. Tel est cependant le joug de la mode et de l'habitude, qu'il est impossible de faire entendre raison à la plupart des femmes sur ce sujet ; elles devront au moins le porter aussi petit que possible, réduit à une ceinture échancrée en haut et en bas pour qu'aucune de ses parties ne presse le sein et le ventre ; il sera élastique pour qu'il puisse suivre l'utérus dans son développement.

Les autres vêtements devront être amples, chauds et légers. Ceux qui prennent leur point de sustentation aux épaules comme les peignoirs seront préférés à ceux qui sont serrés autour de la taille.

Les chaussures ne seront pas trop étroites, ni les talons trop élevés ; les chaussures étroites favorisent la disposition qu'ont les femmes enceintes à l'œdème des extrémités inférieures ; quant aux talons élevés, ils ont, comme on le conçoit facilement, l'inconvénient d'exposer la femme à des chutes dont les conséquences peuvent être graves.

En résumé, l'hygiène vestimentaire de la femme grosse se résout dans un seul mot, la liberté. La mode et ses futiles tyrannies n'ont rien à voir, en effet, là où il s'agit de former un homme, art sérieux, s'il en fut jamais. Mettre à l'aise le produit de la conception et les organes chargés de le nourrir, telle est donc la loi qui présidera à la toilette et qui primera jusqu'aux fausses conventions sociales qui tiennent le monde féminin si étroitement enchaîné.

De l'exercice. — L'exercice à cheval est complétement proscrit. Les voyages en voiture et en chemin de fer seront évités ; on doit craindre les fausses couches qu'ils provoquent fréquemment. On ne voyagera donc que le moins possible et avec les plus grandes précautions, surtout les premiers mois de la grossesse.

Il n'en sera pas de même de la marche, c'est le meilleur et le plus salutaire des exercices ; il sera continué pendant toute la grossesse, à moins que des conditions spéciales, telles que l'œdème des extrémités inférieures, ne viennent s'y opposer. On conseillera donc tous les jours une ou deux promenades, mais on ne poussera jamais cet exercice jusqu'à la lassitude ; la femme rentrera dès qu'elle se sentira fatiguée.

La danse, les mouvements violents, les efforts de tout genre sont complétement interdits. Il est des jeunes femmes qui après s'être livré plusieurs fois impunément à de véritables excès de ce genre malgré la défense de leur médecin, ne croient plus au danger et renouvellent tous les jours de graves imprudences ; il faut qu'elles sachent qu'elles exposent leurs enfants à des arrêts de développement qui peuvent constituer de véritables monstruosités ; je serais bien étonné si la crainte de mettre un monstre au monde n'exerçait pas plus d'influence sur un sujet indocile que toutes les considérations tirées d'un danger personnel que beaucoup de femmes croient exagéré.

Émotions morales. — Les émotions morales vives peuvent être fâcheuses pour la mère et l'enfant. Ce n'est pas que l'on doive ajouter foi, je m'empresse de le déclarer, aux histoires merveilleuses qui ont cours au sujet de l'influence de l'imagination de la femme enceinte sur la constitution de son enfant; la plupart de ces anecdotes sont exagérées ou fausses ; on ne doit voir dans les autres que des remarquables coïncidences. Il n'en est pas moins vrai cependant qu'il existe entre l'innervation maternelle et celle du fœtus un rapport tel que les impressions de l'une se transmettent à l'autre; cette influence n'est pas portée au degré qu'on lui assignait autrefois; ainsi les taches de naissance, les monstruosités, les vices de conformation des enfants, qu'on rapporte encore à cette cause dans le monde dépendent de circonstances différentes; mais, quoique limitée dans son rôle, cette relation existe et peut se traduire non par de fantastiques phénomènes, mais par de fausses couches; la famille de la femme enceinte s'attachera donc à la soustraire à certains dangers et à certaines causes perturbatrices; on lui cachera les nouvelles de nature à l'impressionner profondément. Les femmes du monde dont le système nerveux est constamment en jeu sont quelquefois d'une impressionnabilité redoutable, elles devront se priver des soirées, des bals, des théâtres, et de tous les plaisirs mondains, dont le moindre défaut est de ne pas être en rapport avec les préludes des sérieux devoirs de la maternité.

DEUXIÈME ENTRETIEN

Allaitement maternel.

DEUXIÈME ENTRETIEN

Allaitement maternel.

Plus de mères qu'on ne le croit généralement peuvent nourrir leurs enfants. — Circonstances dans lesquelles l'allaitement leur est interdit. — Aptitudes morbides générales : Phthisie, affections dartreuses et scrofuleuses. — Circonstances où l'allaitement est difficile et où il peut être impossible. Brièveté du mamelon ; gerçures de cet organe. Agalaxie ou absence de lait. — Façon de distinguer avant l'accouchement si une mère pourra nourrir son enfant. — Examen du colostrum.

Il n'est pas de livre écrit pour les mères qui ne débute par une longue dissertation sur l'allaitement maternel ; il est d'usage de remonter à l'antiquité, de citer Aulu-Gèle et Tacite, d'interroger les philosophes anciens et modernes pour démontrer à la femme qu'elle doit nourrir son enfant. C'est là d'après nous une dépense inutile d'érudition dans un livre qui doit se proposer d'être avant tout simple et pratique. La femme sait fort bien qu'elle doit allaiter elle-même, et les moralistes n'ont rien à lui apprendre à ce sujet. Il suffit de lui indiquer les cas où elle peut se livrer sans danger à l'accomplissement de ce devoir et ceux au contraire où il lui faudra y renoncer dans son intérêt propre et celui de son enfant.

Il n'est pas nécessaire pour posséder les qualités essentielles d'une bonne nourrice d'être forte et robuste. Bien des femmes douées d'une santé délicate s'en tirent à merveille malgré les perturbations que les exigences sociales et leur condition dans le monde impriment à leur santé. On voit même des mères subir une véritable transformation par l'allaitement et acquérir un degré de fraîcheur qu'elles ne possédaient pas auparavant. C'est que l'allaitement est une véritable fonction, une fonction physiologique nécessaire aux conditions d'équilibre de l'accouchée. Loin d'être un danger, il est souvent au contraire un préservatif assuré et les statistiques médicales enregistrent plus d'accidents à la suite des couches chez celles qui ne nourrissent pas que chez celles qui nourrissent. Cependant, la question de savoir si une femme peut ou ne peut pas allaiter est toujours une question importante et délicate que les familles ne devraient jamais trancher de propos délibéré. Il faut apprécier les circonstances actuelles inhérentes à la mère et les faits qui peuvent résulter chez elle des aptitudes morbides de ce qu'on appelle en médecine les diathèses. Les femmes dont la constitution est viciée, celles qui sont menacées de phthisie pulmonaire, d'affections dartreuses et scrofuleuses, celles qui ont des tendances à des maladies chroniques devront s'abstenir. Les antécédents héréditaires ont certainement de l'influence, mais on ne doit pas l'exagérer et poursuivre trop loin leur re cherche dans les familles ; cette rigueur conduirait à exclure presque toujours les mères qui les livrent volontiers au profit des nourrices qui les cachent avec le plus grand soin. De même pour les femmes faibles ou lymphatiques, si on voulait leur interdire l'allaitement, il faudrait à jamais renoncer à voir les femmes du monde allaiter leur enfant, car il est bien rare de trouver chez elles la force et la santé que l'on recherche chez une nourrice étrangère. L'expérience démontre, en effet, que beaucoup de ces mères peuvent être de bonnes nourrices sans qu'il en résulte pour elles d'inconvénient appréciable, à condition, bien entendu, qu'elles suivent une méthode et un régime convenable. Il n'en est pas de même d'autres circonstances que les familles doivent connaître, car elles peuvent rendre l'allaitement difficile et quelquefois même impossible, ce sont les cas où la femme est affectée de brièveté du mamelon, de gerçures de cet organe, d'agalaxie ou absence de lait. Ces accidents assez fréquents méritent de fixér un moment notre attention.

La brièveté du mamelon est due souvent, d'après Bouchut (1), à la compression exercée par les corsets qui s'élèvent trop haut et dont les goussets sont trop étroits pour permettre à l'organe de se développer en liberté. Si cela est, aujourd'hui où l'on porte des corsets peu élevés et largement échancrés, cet accident devrait être plus rare. A moins que le mamelon manque complétement, ce qui est un cas d'impossibilité absolue, il importe d'y remédier de bonne heure dans l'intérêt de l'enfant qui n'a pas de prise pour exercer la succion et s'épuise en efforts inutiles pour retirer le lait contenu dans les mamelles. Il convient que dès les premiers mois de la grossesse, les femmes s'exercent à vaincre cette difficulté; on conseille dans ce but la titillation répétée entre le pouce et l'index,

(1) *Hygiène de l'enfance*, par Bouchut. Paris, 66.

l'emploi de bouts de sein en peau ou en caoutchouc, d'une ventouse en verre, enfin d'un appareil connu sous le nom de téterelle.

Si la brièveté du mamelon peut mettre obstacle à l'allaitement, c'est du moins un accident purement passif qui n'entraîne pas avec lui de douleur physique sérieuse ; il n'en est pas de même des gerçures du sein.

Vous avez entendu parler de ces petits maux si légers en apparence, de ces crevasses qui fendillent le mamelon et qui sont toujours le sujet d'une vive souffrance. Les mères savent cependant supporter la douleur que leur cause la succion du sein excorié, et les accidents de cette nature ne constitueraient que rarement un obstacle à l'allaitement s'ils n'étaient liés, comme l'a démontré Donné, à une mauvaise condition de la sécrétion lactée. On a eu, en effet, l'occasion de constater fort souvent que les femmes affectées,pendant les premiers temps de l'allaitement, de crevasses et de gerçures du sein, ont un lait pauvre, peu abondant, difficile à exprimer et mélangé de matières muqueuses ; une coïncidence si constante a laissé forcément supposer une certaine relation entre les causes des gerçures et ce mauvais état du lait. Ainsi, d'après l'auteur que j'ai déjà cité, cet accident serait la conséquence de la pauvreté du lait et de la difficulté avec laquelle il arrive dans la bouche de l'enfant, dont les efforts de succion fatiguent et irritent le mamelon, qui finit par s'ulcérer. Ces crevasses suffisent donc pour augurer mal de l'allaitement, et pourront être dans quelques cas un motif d'abstention. Si elles sont légères, on conseille des onctions de beurre de cacao, de glycérine, de glycésolé d'amidon, et dans le cas où ces topiques échouent, des bouts de sein en caoutchouc ou en peau. Les mamelles seront protégées par une couche de ouate contre les refroidissements extérieurs et suspendues par deux mouchoirs se croisant derrière la poitrine.

Enfin, la mère peut ne pas avoir de lait ; c'est cet état que l'on désigne sous le nom d'agalaxie. Quelque décourageant que paraisse un semblable obstacle on ne doit renoncer à l'allaitement qu'après avoir employé les moyens rationnels qui ont quelquefois réussi à le combattre : en première ligne se place la succion répétée du mamelon ; la mise au sein de l'enfant tentée à diverses reprises sans qu'on se soit laissé décourager par de premiers insuccès a pu quelquefois rappeler une sécrétion qui paraissait devoir faire défaut. On a employé divers topiques, les feuilles de ricin en cataplasmes (1), la pimprenelle, etc., on a eu aussi quelquefois recours avec succès à l'électricité.

Nous ne pouvons dissimuler que ces divers moyens peuvent fréquemment échouer, mais ce n'est cependant qu'après les avoir tentés qu'il est permis de renoncer à l'allaitement, car il est démontré qu'en pareille matière la persévérance conduit souvent à des résultats inespérés.

Telles sont les circonstances qui peuvent empêcher une mère de nourrir son enfant; nous montrerons plus de sévérité vis-à-vis d'une nourrice; la mystérieuse affinité qui unit la mère à son enfant est d'un si grand prix que l'on n'hésitera pas à préférer une mère d'une santé médiocre à une robuste mercenaire, sur tout si cette dernière ne peut être l'objet d'une surveillance rigoureuse.

Peut-on distinguer avant l'accouchement si une femme pourra nourrir? Ce problème important est résolu sinon d'une façon absolue, du moins très-approximativement par des signes

(1) Bouchut, *oper. citat.*

tirés de la sécrétion mammaire pendant les derniers mois de la grossesse. Le sein sécrète à cette époque surtout chez les femmes bien constituées un liquide visqueux et jaunâtre, matière lactescente, à laquelle on donne en médecine le nom de *colostrum*. Or, il existe un rapport à peu près constant entre la nature de ce liquide sécrété pendant la grossesse et le lait tel qu'il est fourni après l'accouchement; en d'autres termes, l'examen du colostrum et ses principaux caractères permettent de juger ce que sera la sécrétion du lait, ce que seront ses qualités essentielles et son abondance. On comprend la valeur et l'importance de ce procédé, il est dû au docteur Donné qui le décrit dans un livre devenu aujourd'hui classique où les mères et les médecins pourront trouver plus d'une utile indication (1).

(1) *Conseils aux mères sur la manière d'élever leurs enfants*, par Al. Donné. Paris, 1869.

TROISIÈME ENTRETIEN

De l'allaitement par les nourrices.

TROISIÈME ENTRETIEN

De l'allaitement par les nourrices.

Choix d'une nourrice. — Caractères que doit offrir une bonne nourrice. — Examen du lait. — Procédé pour vérifier sa pureté et sa richesse. — Façon de se rendre compte de son abondance. — Méthode de Natalis Guillot. — Age du lait. — Circonstances tirées de l'état physique de la nourrice pouvant influer sur la santé de l'enfant. — Nourrices réglées. Nourrices grosses. — Nécessité de l'examen préalable de la nourrice par un médecin.

On ne nourrit pas un enfant avec de la tendresse et du zèle ; il est possible que la jeune mère offre une des inaptitudes que nous venons de signaler : dans ce cas, elle aura à subir une nourrice. Nous employons le terme « subir » à dessein, car ce n'est jamais sans de vives souffrances morales qu'une femme se décide à confier à une étrangère l'enfant qu'elle s'était flatté de nourrir. Cependant, comme c'est une nécessité, il faut savoir faire taire son cœur et accepter l'allaitement mercenaire de bonne grâce, afin d'en tirer le meilleur parti possible.

A voir la facilité avec laquelle dans le monde on accepte une nourrice, on ne se douterait guère qu'un pareil choix est fort difficile. On semble oublier que la vie de l'enfant, son développement, sa constitution future dépendent en partie de la nourrice qu'on va lui donner, et il est triste à dire qu'en pareille matière, les avis des parents, des amis, des simples relations, les renseignements puisés aux sources les moins certaines sont souvent préférés à l'intervention éclairée des hommes de l'art. Ce manque de précaution et de contrôle porte souvent ses fruits, et sans parler des maladies contagieuses qui ont pu être ainsi inoculées par des nourrices à des enfants parfaitement sains, il n'est pas rare de voir des familles où la nourrice a été changée plusieurs fois au grand détriment de la santé de l'enfant et de l'hygiène domestique.

Quels sont donc les caractères que doit offrir une bonne nourrice?

« La nourrice type (1), dit Fonssagrives, doit être âgée de 20 à 30 ans ; plus jeune, elle aurait moins d'expérience, plus âgée, moins d'apti-

(1) *Entretiens sur l'hygiène*, par le professeur Fonssagrives. Paris, 1870.

tudes. Sa santé accusée par des proportions heureuses, le coloris du teint, la blancheur et l'intégrité des dents ne doivent rien laisser à désirer. La couleur brune des cheveux est une condition favorable, mais elle doit être en harmonie avec celle de la peau. Des cheveux très-noirs avec une peau très-fine, blanche et rosée sont souvent en effet la livrée du lymphatisme et même de la scrofule. La constitution doit être saine et vigoureuse, le tempérament sanguin, la santé exempte de toute tare héréditaire ou personnelle ; son lait doit être abondant, de bonne qualité, d'un âge qui ne s'éloigne pas trop de celui de l'enfant. Il faut exiger de l'organe qui le fournit une conformation telle que le nourrisson s'y attache aisément et en tire sans trop de difficultés l'aliment qui lui est destiné. Son caractère enjoué, son humeur gaie, son attachement à ses devoirs, sa patience, sa moralité complètent ce type que la théorie se propose et que la pratique poursuit en vain. »

C'est là la nourrice parfaite ; pas d'illusion, vous ne la trouverez pas ; mais vous chercherez cependant à vous rapprocher le plus possible du modèle qui vous est proposé. Il faudra d'abord constater que la nourrice possède un lait de bonne qualité, riche en éléments nutritifs, pur dans sa composition et suffisamment abondant.

Autrefois comme aujourd'hui on se préoccupait de cette grave question, mais la science ne possédant pas les moyens d'investigation dont elle est actuellement pourvue, on avait recours à des procédés dont les résultats laissaient à désirer. « Le lait, disait Alph. Leroy (1)(1803), doit être à la vue d'un blanc bleuâtre et non d'un blanc mat ; une goutte mise sur l'ongle doit faire la perle et ne pas couler trop facilement », et il ajoutait, « nous n'avons pas encore les moyens et les instruments pour apprécier la somme de vie qu'il contient, mais je ne désespère pas que dans l'état où sont aujourd'hui les sciences on ne parvienne bientôt à la mesurer. » Ce médecin préjugeait avec raison de l'avenir, le progrès qu'il prévoyait est réalisé et personne ne voudrait aujourd'hui se décider d'après l'aspect d'une goutte de lait placée sur l'ongle. Ce ne serait là qu'un simulacre d'examen qui ne pourrait nous éclairer. Le lait résume, en effet, les principaux aliments ; c'est le type de l'aliment le plus parfait ; il renferme plusieurs espèces de matières,

(1) *Médecine maternelle*, par Al. Leroy. Paris, 1803.

les unes solides, les autres liquides. Les matières solides apparaissent au microscope sous la forme d'une substance grasse, huileuse, nageant au milieu du liquide sous forme de globules arrondis. C'est là la matière butyreuse dont la quantité d'après les observations de Donné détermine la nature du lait ; ce sont ces particules qui par leur réunion opérée par le barattage forment le beurre ; si elles sont abondantes, on pense que le lait est nourrissant ; si elles sont rares, le lait est pauvre et contient peu de matières nutritives.

Quand le lait est pur, l'œil armé du microscope ne doit absolument découvrir autre chose que ces fines particules semblables à de petites perles nageant dans un liquide limpide ; si l'on y découvre d'autres principes, c'est que le lait est altéré et l'on devra agir en conséquence.

Après avoir vérifié la richesse et la pureté du lait, on devra constater son abondance : on croirait au premier abord qu'il n'y a rien de plus simple et qu'il suffit pour résoudre cette question de voir si les seins de la nourrice sont bien pleins de lait avant l'allaitement. Ce serait là un moyen infidèle auquel on ne devra jamais se fier. On jugerait mieux de cette abondance, par l'observation attentive de l'enfant pendant qu'il est au sein ; s'il se livre à des efforts considérables de succion et s'il demande souvent à teter, c'est que le lait est peu abondant ; on présumera que la nourrice a, au contraire, beaucoup de lait, quand l'enfant termine rapidement ses repas, qu'il se contente d'en faire un petit nombre par jour et que le lait ruisselle sur ses lèvres.

Un autre moyen d'arriver d'une manière plus sûre à cette approximation, c'est le procédé de Natalis Guillot : on met l'enfant tout habillé dans une balance avant de l'allaiter et on le pèse quand il a fini ; la différence de poids indique la quantité de lait ingéré. L'enfant doit prendre chaque fois de 80 à 100 grammes de lait ; au-dessous de 80 la dose est insuffisante pour les besoins de la nutrition et on doit changer la nourrice si ce fait se reproduit plusieurs fois (1).

Tels sont les moyens que nous possédons pour déterminer la richesse, la pureté et l'abondance du lait. Nous n'en avons malheureusement aucun pour déceler certains principes morbides que peut renfermer ce liquide. Le lait sécrété par une femme atteinte d'une maladie conta-

(1) Bouchut.

gieuse ne diffère pas par exemple du lait des autres femmes.

L'âge du lait a une réelle importance ; il doit avoir de quatre à six mois ; sans doute, plus jeune, il serait préférable pour le nourrisson ; mais on doit se préoccuper de l'enfant de la nourrice qu'il serait dangereux de sevrer avant cette époque. Un lait plus ancien, un lait qui dépasse sept à huit mois doit être rejeté ; il n'est pas approprié aux besoins du nouveau-né, on doit craindre d'ailleurs d'en voir tarir la source.

On s'abstiendra de prendre une nourrice réglée ; il faut craindre chez ces femmes que la menstruation ne fasse tort à la sécrétion lactée. Mais si ce phénomène se présente pendant la durée de l'allaitement, convient-il de changer la nourrice? on n'eût pas hésité autrefois devant cette mesure, car on considérait comme grave un semblable événement, mais on sait aujourd'hui qu'il arrive fréquemment que les enfants n'en ressentent aucune influence fâcheuse ; c'est donc l'état du nourrisson qui doit servir de critérium ; s'il ne paraît pas souffrir, nous garderons la nourrice, car il serait fâcheux de prendre une détermination contraire pour un accident dont les conséquences ne seraient pas appréciables. On observera attentivement l'enfant, et on ne fera suspendre l'allaitement que dans le cas où le nourrisson serait aux époques menstruelles dans un état de santé inquiétant.

Il n'en serait pas de même d'une grossesse, si malgré cette surveillance active dont ne doivent pas se départir les familles, elle survenait ; la proportion des principes constituants du lait modifiée d'une manière fâcheuse par cet état nous ferait alors une loi de changer la nourrice.

Enfin, il est une précaution qu'on ne doit jamais omettre quand on prend une nourrice. c'est celui de la faire visiter. Cet examen est indispensable ; qu'elle n'aille pas s'y refuser par un sentiment mal entendu de pudeur, on doit insister et en faire une condition absolue avant de lui confier un nourrisson. Trop de faits viennent démontrer que des enfants ont pu être ainsi infectés de maladies contagieuses, parce qu'on n'exige pas cette importante garantie. La sécurité de la famille, la santé, le bonheur, la vie quelquefois de l'enfant, sont à ce prix. Bien des exemple funestes militent en faveur de cette mesure qui n'a rien de contraire aux convenances.

QUATRIÈME ENTRETIEN

De l'allaitement artificiel.

QUATRIÈME ENTRETIEN

De l'allaitement artificiel.

Dangers de l'allaitement artificiel. — Résolution de l'assistance publique au sujet des enfants assistés allaités artificiellement — Opinion des auteurs qui font autorité dans la science. Cas où cette méthode peut cependant être nécessaire. — Allaitement mixte. — Divers procédés de faire boire les enfants : cuiller, timbale, biberon. Différentes espèces de biberons. — Usage du lait de vache. — Manière de préparer la boisson des enfants Coupage du lait. — Lait préparé de Liébig.

La mortalité qui pèse sur les enfants soumis à l'allaitement artificiel est si grande, que l'assistance publique elle-même a dû y renoncer pour ces innocentes victimes des passions humaines qui sont les enfants trouvés. Soumis à ce système, ceux-ci périssaient en si grande quantité que l'on a pu dire en plaisantant sur un ton assez lugubre. que l'allaitement artificiel était pour l'administration la meilleure manière de s'en débarrasser.

Tous les auteurs qui font ou qui ont fait autorité dans la science, Bouchut, Donné, Trousseau et bien d'autres le proscrivent d'une manière absolue. « A Paris, dit Trousseau, sur quatre enfants allaités artificiellement, il en meurt un, les trois autres sont rachitiques (1). » On reconnaît qu'il est plus particulièrement désastreux dans les villes ; à la campagne, grâce aux bonnes qualités du lait et à la pureté de l'air qu'on y respire, ses conséquences paraîtraient moins funestes ; mais cette méthode d'alimentation est si contraire au loi de la nature, elle exige tant de soins et une si grande surveillance, qu'elle n'est pas à conseiller même au milieu des conditions d'hygiène et de salubrité les plus favorables. Cependant quelques circonstances exceptionnelles peuvent autoriser une infraction à cette règle ; telles sont : une difformité congénitale ou temporaire de l'enfant l'empêchant de prendre le sein, la faiblesse ou maladie de la mère combinée avec l'impossibilité de louer une nourrice. Il peut aussi être fort utile pour venir en aide à certaines mères qui nourrissent elles-mêmes leurs enfants ; c'est alors à titre d'adjuvant qu'il intervient ; ainsi compris, l'allaite-

(1) *Clinique médicale de l'Hôtel-Dieu de Paris.* Trousseau. Paris, 1868.

ment artificiel prend le nom d'allaitement mixte ; employé avec discernement et modération, il constitue pour les mères un puissant auxiliaire, qui permet aux plus délicates de mener à bonne fin leur importante mission.

On se sert pour faire boire du lait aux enfants de la cuiller, de la timbale ou du biberon. C'est ce dernier que l'on préférera, car il offre l'avantage de nécessiter la succion et d'exercer ainsi les muscles de la bouche et ceux de la respiration. L'industrie en a multiplié les variétés, aussi, leur nombre et leurs complications plus ou moins ingénieuses ne manqueront pas d'embarrasser votre choix. Vous préférerez le plus simple, et le plus simple des biberons est celui qui est le plus commode à nettoyer. Ils affectent tous la forme d'un vase en verre terminé par un bec à l'extrémité duquel se trouve un bout en liége, caoutchouc, tétine, gomme élastique, ivoire, etc. On peut, si l'on veut, en fabriquer un soi-même, en prenant une fiole de verre de la contenance de 150 grammes environ et en la fermant incomplétement avec un cylindre de vieux linge roulé sur lui-même ; les efforts de succion de l'enfant l'imbibent de lait et déterminent un afflux modéré de ce liquide suffisant pour sa nourriture. On remplace souvent le linge, par un cylindre d'éponge qui dépasse d'un pouce le goulot de la bouteille et l'on coiffe le tout avec un morceau de batiste ou de mousseline que l'on fixe par un fil. Mais ce système exige de grands soins de propreté ; deux fois par jour, le biberon devra être démonté et le cylindre de linge ou d'éponge soigneusement lavé pour éviter l'altération du lait qui, séjournant dans l'intérieur de leur tissu, ne manquerait pas de s'aigrir. J'ai toujours vu les mères se préoccuper du type de biberon qu'elles devaient adopter ; elles ignorent que la forme importe peu et que d'une façon générale tous les biberons sont bons ; il suffit seulement d'éviter les complications inutiles créées par la spéculation pour élever le prix de l'instrument. Ce n'est pas à celui-ci que les revers qui attristent la méthode doivent être attribués, mais plutôt à la qualité du lait, à l'absence des propriétés qui caractérisent le lait maternel, à la difficulté d'obtenir une température toujours égale, enfin à l'ignorance où sont généralement les nourrices des soins constants et de la surveillance rigoureuse qu'exige la tâche dont elles acceptent d'un cœur léger la lourde responsabilité.

Le lait d'ânesse est celui qui, par sa composition chimique et sa consistance, se rapproche le plus du lait de femme ; l'usage du lait de vache a cependant prévalu dans la pratique ; il est moins dispendieux et on se le procure partout plus facilement. On le coupera au début, avec de l'eau de gruau, d'orge, d'avoine, de riz ou, ce qui vaut mieux, avec de l'eau simple. Quoique ce ne soit pas là la méthode généralement adoptée, l'eau simple doit être préférée les premiers mois, les solutions amylacées et gommeuses seront administrées plus tard. Les proportions du liquide varieront à mesure que l'enfant avancera en âge ; vers 3 ou 4 mois, le lait ne contiendra plus que la moitié d'eau, un tiers seulement vers 6 ou 8 mois, bientôt on diminuera encore cette dose, de façon à arriver à donner du lait pur en s'approchant du sevrage.

Dans les premiers mois le mélange doit se faire dans la proportion d'un tiers de lait et de deux tiers d'eau. Il sera sucré et préparé par petites quantités à mesure que l'enfant a besoin de boire. Ne mettez pas trop de sucre comme le font volontiers beaucoup de mères, il rendrait la digestion de la solution trop difficile ; il ne faut de sucre que la quantité nécessaire pour entraver tout travail de fermentation de nature à altérer les qualités du lait.

Ces simples précautions exigent de nombreux tâtonnements ; les seules règles qui puissent guider dans ce mélange de lait, de sucre et d'eau sont l'aptitude digestive et la puissance d'assimilation de l'enfant, et c'est d'après les effets fidèlement observés, que l'on pousse jour par jour ce régime. Observez donc, observez sans cesse, car c'est par l'observation constante de tous les phénomènes que présentera votre enfant, que vous apprendrez l'art délicat de le nourrir.

Tel bébé ne supporte pas le lait et digère à merveille des substances qui paraissent peu faites pour son estomac en apparence si susceptible. Quoique de semblables faits soient exceptionnels, il faut les connaître, car eux seuls peuvent donner l'explication et fournir le remède de troubles digestifs dont on chercherait vainement ailleurs à découvrir le secret.

Beaucoup de nourrices croient utile de faire bouillir le lait ; c'est une erreur malheureuse : en tout dans la tâche qui vous est imposée, imitez la nature ; le liquide que vous donnez à boire à votre enfant doit se rapprocher le plus possible de votre propre lait ; l'ébullition en dissociant ses éléments, en modifiant son homogénéité, l'en éloigne au contraire et constitue ainsi une pratique vicieuse qui n'est pas sans danger pour la santé du nourrisson. On conseille avec raison de donner le lait tel qu'il sort du pis de l'animal au moment où il vient d'être trait et encore tout chaud ; c'est l'idée la plus naturelle, c'est celle que l'on adoptera toutes les fois qu'on le pourra.

Malheureusement, surtout à la ville, les familles n'ont pas toujours une vache à leur disposition ; il faudra tâcher alors d'atténuer cet inconvénient en maintenant le liquide contenu dans un vase clos à une température constante de 25 à 26 degrés centigrades (1).

(1) Il est une autre raison qui démontre combien il est utile d'avoir dans sa maison une vache à soi quand on allaite un enfant; ainsi, on sait aujourd'hui qu'on peut modifier le lait d'un animal en modifiant sa nourriture, et cette considération a bien sa valeur ; qu'on désire par exemple un lait excessivement léger, il suffira de nourrir de carottes la vache ou l'ânesse qui servent de nourrices; de tous les aliments nutritifs, les carottes sont ceux qui produisent le lait le plus léger et le plus facile à digérer. Désirons-nous au contraire administrer un lait riche et

Je terminerai ce chapitre par une réflexion sur le fameux lait préparé du baron Liébig ; vous avez entendu parler de cette composition qui a la prétention de remplacer exactement le lait dans l'allaitement de l'enfant ; elle est ingénieuse, car ses éléments sont identiques au lait de femme, mais c'est tout ce qu'on peut dire d'elle. Il est vain à l'homme de croire qu'il peut dérober le secret de la vie. La chimie élaborera peut-être à grand'peine et à grands frais des substances analogues à nos liquides normaux, jamais elle ne créera ces liquides ; elle ignorera éternellement la loi mystérieuse qui préside à l'agencement de leurs éléments et le principe subtil qui les vivifie. Le corps humain n'est point justifiable d'une vaine reconstruction chimique et échappera toujours à l'insolente synthèse des chimistes. Quel que soit l'orgueil de ceux qui possèdent la science, elle les défie et les défiera constamment en opposant à leurs recherches une barrière infranchissable que nul réactif ne saurait déceler. C'est pour cela que la

substantiel, nous l'obtiendrons grâce à l'alimentation par les betteraves. Les autres substances et les fourrages ordinaires preduisent un lait d'une richesse intermédiaire. (Donné.)

préparation qui porte le nom de ce baron allemand, tout en possédant les éléments du lait de femme, n'a aucune de ses propriétés ; il a fait ses preuves du reste pendant le lamentable siége de Paris, et les résultats obtenus ont été assez féconds en tristes enseignements pour qu'on puisse bannir sans scrupule de l'alimentation de la première enfance ce produit prétentieux des laboratoires germaniques.

CINQUIÈME ENTRETIEN

De la nourrice et de l'enfant.

CINQUIÈME ENTRETIEN

De la nourrice et de l'enfant.

Nécessité d'une certaine fermeté envers la nourrice. Régime, surveillance. — Ligne de conduite à adopter vis-à-vis de l'enfant. — Méthode dans l'allaitement et dans l'alimentation. — Régularité des repas. — Aliments qu'il convient d'ajouter au lait de la nourrice.

La jeune mère ne peut nourrir son enfant, elle a rejeté l'allaitement artificiel, et a choisi une bonne nourrice avec le concours éclairé du médecin qui a acquis sa confiance. La voilà donc en possession de nourrice ; va-t-elle, comme tant d'autres, devenir son esclave, prévenir ses moindres désirs, exécuter ses volontés, lui offrir l'alimentation la plus succulente, trembler enfin dès que, mécontente, elle prononcera le mot de séparation ? Elle devra se garder de semblables faiblesses ; la nourrice est ce qu'on la fait, et elle est loin de tenir à se séparer de l'enfant qui représente pour elle de beaux revenus ; si elle menace quelquefois, c'est que l'expérience lui a appris qu'on lui cédait toujours. Dès le début, on adoptera vis-à-vis d'elle une ligne de conduite dont la fermeté et la modération seront la base. La nourrice est portée, par la médiocrité de son esprit, à se croire indispensable ; il faudra lui apprendre qu'elle se trompe et qu'elle ne sera nécessaire qu'autant qu'elle se montrera dévouée à l'enfant et soumise à la mère.

Son régime sera abondant, mais se composera des mets qui forment la base de la vie ordinaire. On lui donnera de bonnes soupes avec de la viande et des légumes, non pas claires, mais abondantes en pain, pommes de terre, carottes ; il faudra éviter les choux, les épinards, et en général les légumes qui ont des propriétés laxatives. On proscrira également les alliacées, qui comme l'ail et l'oignon contiennent un principe volatil qui se retrouve dans le lait, quand ces plantes ont été mélangées aux aliments. Pour boisson, du vin coupé avec de l'eau, c'est celle qui lui convient le mieux. Cependant, s'il s'agissait d'une femme habituée dès son enfance au cidre ou à la bière, il serait sage de ne pas l'en priver.

Après avoir surveillé le régime de la nourrice, il faudra être attentif à son état de santé. Certains de ses dérangements expliquent quelquefois les indispositions des enfants ; la crainte de perdre un bon nourrisson ou d'être séparée d'un enfant qu'elle aime peut porter cette femme à dissimuler ses malaises. La mère de famille aura auprès d'elle une personne sûre qui la renseignera sur sa tempérance, ses dérangements, ses indispositions. Instruite de ce qui se passe, on pourra ainsi recourir de bonne heure à des avis éclairés qui dicteront la conduite qu'il convient d'adopter.

Je signalais tout à l'heure le danger qu'il y a à laisser trop d'autorité à la nourrice ; il est un autre genre de tyrannie bien plus redoutable, car les mères sont sans force pour réagir comme il le faudrait contre ces excès. Elles ont un despote dans la frêle créature qu'elles effleurent constamment de leurs lèvres, et un despote qui sait se faire obéir. Ses armes sont ses cris, et leur empire est si grand qu'il est avéré que la plupart des mères compromettent l'éducation physique et morale de leurs enfants, parce qu'elles ne possèdent pas le calme et le sang-froid nécessaires pour y résister.

Sans doute, on croit bien faire, l'enfant crie, donc il souffre ; on s'émeut, on se trouble, on se presse, on lui donne le sein, on le berce, on le promène, on met en un mot tout en œuvre pour le calmer, le possible et l'impossible et, une fois de funestes habitudes prises, le petit dominateur qui sait qu'il possède un moyen facile de se faire obéir, saura bien vous rendre l'esclave de ses moindres volontés.

Sachons-le, il est indispensable qu'une mère apprenne à supporter sans émotion les cris de son enfant. Le cri d'abord n'est pas toujours l'expression d'une souffrance ou d'un besoin réel, c'est par un cri qu'en arrivant au monde le nouveau-né manifeste son individualité ; à défaut de la parole, c'est par cet acte qu'il révèle son existence ; c'est une fonction pour lui aussi nécessaire à exercer que toute autre, et quand vous vous êtes assurée que l'enfant a suffisamment teté et qu'il ne souffre pas, vous écoutez ses plaintes avec patience sans vouloir les faire cesser à tout prix par des pratiques abusives pour le repos de la mère, fâcheuses pour la santé de l'enfant.

Mais pour plier l'enfant à la mamelle à la douce discipline que je voudrais voir instituer à son égard, il importe tout d'abord d'être juste avec lui et de ne lui laisser aucun motif de se plaindre. On n'oubliera pas que ses larmes peuvent être justifiées, et que la mère a le devoir d'en rechercher la cause. Un repas insuffisant ou trop copieux, des langes mouillés, un vêtement qui gêne, et même une épingle mal placée en fournissent souvent l'interprétation.

Son alimentation préoccupera ; on adoptera à cet égard une ligne de conduite méthodique, et, si la mère n'allaite pas, elle exigera que la nourrice s'y conforme. Il est très-fréquent de voir donner le sein à un enfant sans méthode, sans régularité et sans mesure, à n'importe quelle heure du jour ou de la nuit, et toutes les fois qu'il en manifeste impérativement le désir par ses cris (1). La régularité méthodique dans les repas est encore plus nécessaire à l'enfant qu'à l'homme fait pour qui personne ne songerait à en contester l'importance. Les voies digestives de l'enfant sont des organes excessivement délicats, la facilité avec laquelle ils sont affectés ne le démontre que trop ; on ne doit donc pas les surcharger et leur imposer un travail incessant, une élaboration permanente, sans inter-

(1) Souvent un enfant éprouve du malaise parce qu'il a trop pris de lait ; que fait une nourrice inintelligente? elle le fait encore teter et lui donne une réelle indigestion.

valles de repos raisonnables; l'expérience prouve en outre que les fonctions de l'estomac et l'assimilation des substances s'exécutent d'une manière plus parfaite si l'on a soin de les provoquer à une heure qui doit être autant que possible toujours la même.

Il faut donc distribuer régulièrement les moments consacrés à l'allaitement, de telle sorte que l'enfant prenne ses repas à des intervalles à peu près égaux, très-rapprochés d'abord et successivement plus éloignés. Le nouveau-né tette fréquemment, il convient de lui donner le sein toutes les deux heures pendant le jour. La nuit au contraire, on écartera les repas; cette pratique donnera du repos à la nourrice sans être nuisible au nourrisson, car le lait sera d'autant plus riche qu'il aura séjourné plus longtemps dans le sein. Ainsi, on pourra habituer l'enfant à ne teter que deux fois entre huit heures du soir et huit heures du matin; vers le troisième mois, il conviendra de prendre encore de nouvelles dispositions pour éloigner pendant la nuit les heures de l'allaitement, ainsi entre neuf heures du soir et sept heures du matin, il suffira de donner le sein une fois. En même temps il ne tettera plus pendant le jour que toutes les trois heures, et, si la nourrice est bonne, il trouvera chaque fois dans les mamelles de bonnes doses de lait que sa vigueur et son appétit lui permettront d'épuiser totalement. A moins de circonstances exceptionnelles qui appelleraient l'intervention du médecin, le lait sera sa nourriture exclusive pendant les premiers mois ; la plupart des maladies de l'enfance sont dues à une alimentation prématurée ; il faudra se rappeler ce fait et ne pas en courir les dangers. Vers l'âge de cinq mois seulement, on introduira dans son régime des aliments qui, tout en le fortifiant, le prépareront de longue main au sevrage. Ce sont en général des aliments doux, légers, d'une digestion facile qui constituent ce supplément à l'allaitement ; on emploie des bouillies bien claires faites avec de l'arrow-root, de la fécule de pommes de terre, de la fleur de farine séchée au four, de la crème de riz ; vous pourrez y joindre la farine de lentille mieux connue sous le nom rendu fameux par la réclame de « Revalescière Dubarry ». Préparée comme l'arrow-root avec du lait frais et sucré, elle constitue un aliment qui peut être précieux.

Donnez d'abord une seule de ces bouillies par

jour ; la quantité doit être petite en débutant, quelques cuillerées à bouche suffiront ; on en administre deux bientôt ; plus tard on donnera de la semoule, du vermicelle et de petits potages gras préparés avec les mêmes substances. Il faut varier du reste ces préparations, interrogeant toujours le goût et l'état de l'enfant ; ainsi vous préférerez la crème de riz s'il est un peu relâché, la fécule de pommes de terre comme aliment rafraîchissant, l'arrow-root, s'il vous faut une substance légère, et vous vous rappellerez toujours que la variété dans le choix des aliments est un point essentiel à l'alimentation des enfants dès qu'ils entrent dans le régime de la vie ordinaire.

SIXIÈME ENTRETIEN

Habillage de l'enfant.

SIXIEME ENTRETIEN

Habillage de l'enfant.

Du maillot. — Des vêtements. Usage de couvrir la tête des enfants. — Objections faites à l'abandon du maillot. — De la flanelle.

Les vêtements de l'enfant doivent être légers, chauds et dépourvus d'épingles. Ils ont pour but unique de le prémunir contre les refroidissements extérieurs ou, pour parler physiologiquement, d'empêcher la déperdition trop grande de la chaleur qu'il produit. Il ne peut donc être question du maillot dont l'usage se perpétue encore à la campagne et chez les nourrices de profession. Celles-ci opposent aux nouvelles méthodes d'habillement une résistance opiniâtre dont leur égoïsme autant que leur entêtement routinier donnent une facile explication. Le maillot, en effet, leur offre l'avantage d'immobiliser l'enfant et de leur permettre de le déposer comme un paquet dans un coin pour vaquer à leurs occupations domestiques. Ainsi garrotté l'enfant souffre, mais il ne peut exécuter aucun mouvement, et ne risque ni de tomber, ni de se blesser.

L'habillement de l'enfant se composera d'une chemisette de toile, d'une brassière de laine ou de coton ouverte par derrière, d'un fichu, de la robe, de chaussettes de laine tricotées, et de couches en toile ou en flanelle.

Ces vêtements seront assez amples pour éviter toute pression sur les vaisseaux sanguins, ce qui gênerait la circulation et entraverait le libre développement des membres. Ils seront aisés autour de la poitrine et de la taille, afin d'assurer le libre jeu des poumons et du cœur, autour de l'estomac et de l'intestin, pour ne pas gêner la digestion. Les manches seront larges afin qu'elles se passent facilement et que le sang circule librement dans les artères et les veines des bras.

En un mot, ils seront amples et aisés partout parce que la raison et la nature l'exigent ; la routine seule peut demander le contraire.

La robe sera longue et dépassera les pieds ; je ne veux pas dire pour cela qu'elle traînera par terre quand la nourrice portera l'enfant dans ses bras, c'est la mode en Angleterre, et elle est absurde. Ce vêtement doit être seulement assez long pour préserver l'enfant du froid par ses plis inférieurs, mais ne devra pas constituer pour lui un fardeau. Il est étonnant que le bon sens des Anglais ne répugne pas à une pratique qui est sotte et même barbare. Ils font preuve de plus de jugement en ne couvrant pas la tête de leurs enfants. Le bonnet échauffe la tête, y attire trop de chaleur et un afflux des mouvements vitaux auquel elle n'est que trop disposée. Quelquefois, il comprime le cerveau, et l'on a pu rapporter avec une apparence de raison certaines affections cérébrales à cette compression. Sans vouloir insister sur cette conséquence dont la réalité n'est pas parfaitement démontrée, et qui, en tous cas, doit être exceptionnelle, je dirais que je tremble toutes les fois que je vois serrer dans des bonnets trop étroits ,comme cela arrive fréquemment, le crâne délicat d'un nouveau-né ; je me demande toujours si cette compression brutale n'entravera pas le développement du cerveau, et si l'intelligence de l'enfant ne se ressentira pas de manœuvres exercées sur l'organe qui lui sert d'instrument.

On ne peut nier que l'habitude où l'on est de couvrir la tête des enfants ne les rende impressionnables aux variations de température, et l'on en voit qui y sont devenus si sensibles qu'il suffit, pour qu'ils s'enrhument, de les transporter d'une chambre dans une autre. N'y aurait-il que cet inconvénient, il suffit pour qu'on habitue de bonne heure l'enfant à être nu-tête, le jour et la nuit. Beaucoup de mères répugneront, à tort, à l'adoption de cette mesure; dans ce cas, elles ne devront au moins couvrir la tête de l'enfant que temporairement, les premières semaines en été, les premiers mois en hiver. Elles prendront ensuite des précautions pour lui faire abandonner ses bonnets peu à peu en lui en faisant porter successivement de plus légers, et arriveront bientôt à en cesser complétement l'usage. Ces bonnets seront fort légers, amples et dépourvus de cordons. Les cordons augmentent la compression de la tête, meurtrissent, déforment pour jamais les oreilles, et amènent des écorchures et des petites plaies qui ont quelquefois bien de la peine à guérir. Chose étonnante, toutes les mères connaissent cet accident, en ont été victimes elles-mêmes, beaucoup en portent encore les traces, et telle est la force de la routine qu'il ne leur vient même pas à l'esprit de supprimer ces liens qui sont cependant bien inutiles, car les mouvements d'un enfant ne sont jamais assez brusques pour déplacer son bonnet.

Il a été fait quelques objections à l'abandon du maillot pour la robe; on a dit que la nuit les enfants pouvaient se découvrir, prendre froid et tomber malades ; pour éviter ce danger, beaucoup de mères qui gardent leurs enfants libres de toute entrave pendant le jour, les mettent au maillot pendant la nuit ; cette pratique est blâmable ; interrogeons-nous nous-mêmes, dormirions-nous bien à notre aise, si on nous attachait les jambes avant que nous nous mettions au lit? On s'étonne ensuite que ces enfants ne cessent de crier pendant la nuit et troublent le sommeil de ceux à qui ils sont confiés ; « barbares, ils crient du mal que vous leur faites, ainsi garrottés, vous crieriez plus qu'eux (1)! »

On ne l'enchaînera donc pas ainsi, mais on n'en prendra pas moins des précautions contre les refroidissements ; il sera enveloppé dans une grande chemise de flanelle ample et longue, dépassant l'extrémité des pieds et des mains de 0^{m},20 au moins, de façon à permettre de la

(1) J.-J. Rousseau, *Émile*.

nouer avec un lien à une certaine distance des pieds.

Dans cette situation, l'enfant aura toute latitude de remuer bras et jambes, de se tourner et de se retourner dans le lit, et il ne sera pas exposé aux refroidissements nocturnes que l'on pourrait redouter pour lui.

Je ne terminerai pas ce qui est relatif à l'habillement de l'enfant, sans parler de la flanelle dont les mères françaises font aujourd'hui un véritable abus ; ce tissu de laine doux et moelleux appliqué immédiatement sur la peau convient parfaitement aux enfants nés avant terme, aux débiles et aux malades, mais il est nuisible à ceux qui sont sains et vigoureux ; il entretient leur peau dans un état continuel de moiteur qui devient pour eux une cause d'épuisement. L'usage de la flanelle constitue en outre une mauvaise habitude qui les énerve et les rend trop impressionnables en les garantissant avec trop de soin contre les variations atmosphériques.

L'éducation que nous vous proposons ayant pour but d'endurcir le corps plutôt que de l'amollir, nous éviterons cette pratique qui sera réservée pour les cas de maladie où elle deviendrait indispensable.

Les vêtements de l'enfant seront ventilés tous les jours soigneusement; l'exposition au grand air est nécessaire pour les purger de toutes les impuretés qui sont le produit des sécrétions de la peau. Soyez surtout attentive à leur propreté ; un vêtement, des langes souillés devront immédiatement être remplacés.

Plus le bébé sera changé souvent, plus il contractera rapidement ces habitudes de propreté qui sont un bienfait pour lui, une joie pour sa mère et une économie sérieuse de linges et de vêtements.

SEPTIÈME ENTRETIEN

Du sommeil et de la promenade.

SEPTIÈME ENTRETIEN

Du sommeil et de la promenade.

Du sommeil. — Du bercement. Du berceau. — Choix, garniture et exposition du berceau. — De la chambre de l'enfant. Promenades. Nécessité en bonne hygiène d'un exercice quotidien.

Les premiers temps de sa naissance, l'enfant ne fait que teter et dormir. Complétement étranger au monde extérieur, il partage son temps entre la mamelle et le berceau ; le sentiment de la faim le réveille, le travail de la digestion le rendort. Nous devons donc nous occuper d'une fonction qui remplit presque totalement les premiers temps de son existence ; aussi bien, cette question n'est pas des moins importantes et renferme pour une mère des points fort intéressants sur lesquels elle doit souhaiter d'être éclairée.

Les enfants s'endorment souvent sur les genoux de leurs nourrices qui les posent seulement alors dans leurs berceaux. Qu'arrive-t-

4.

il? ils prennent cette habitude et, lorsqu'ils se réveillent la nuit, des cris incessants obligent la nourrice à les reprendre et à les promener jusqu'à ce que le sommeil soit venu à nouveau clore leurs paupières et permettre de les replacer dans leur lit. Ces petites scènes se renouvellent souvent plusieurs fois la nuit, et il arrive que l'enfant ne dort plus réellement que dans les bras de sa nourrice ou de sa mère. C'est un immense abus; la mère ou la nourrice n'ont pas trop de toutes leurs forces pour diriger l'œuvre de l'allaitement ; en outre, la santé de l'enfant endormi dans une attitude vicieuse d'un sommeil qui, fréquemment interrompu, n'est ni assez calme ni assez profond pour être suffisamment réparateur, s'en ressent bientôt gravement.

L'habitude est prise ; on s'aperçoit qu'elle est mauvaise, on essaie de la détruire, mais elle est invétérée, et cette tâche exigerait une patience et une fermeté qui coûteraient bien des larmes à l'enfant ; on recule donc, et voilà une éducation et une santé compromises. Cette faiblesse que je qualifie de populaire, car elle est universellement répandue, est due le plus souvent aux détestables habitudes des gardes en couches et des nourrices de profession. Il appartient à la mère de leur imposer sa volonté ferme et arrêtée, elle n'a que faire de démonstrations inintelligentes qui compromettent la santé de son bébé et la bonne hygiène qui doit présider à son éducation. Il sera facile du reste de ne pas lui donner cette habitude, et même si le pli est pris, il suffira d'un peu de fermeté pour l'accoutumer à s'endormir dans son berceau.

Il en est de même du bercement de l'enfant ; les hygiénistes s'accordent à le trouver nuisible ; je pense que c'est une mauvaise habitude, e t cela me suffit pour le proscrire. Toute habitude donnée doit avoir sa raison d'être ; or, comme il est démontré qu'un enfant s'endort très-bien sans être bercé, pourquoi le rendre l'esclave d'un caprice qui n'aura plus de fin ? Il est certain en outre que le sommeil provoqué par cette manœuvre n'est ni aussi calme, ni aussi réparateur que celui qui vient naturellement.

Le choix du berceau n'est pas indifférent ; il peut être en bois, en osier ou en fer. Je le préfère en fer, surtout dans une certaine classe où les lits sont exposés à donner asile à des ini sectes. La plume ne vaut rien, elle détruit l'énergie de la peau et diminue les forces musculaires. Elle s'imprègne de sueur et rend ensuite à l'absorption les matières dont elle s'est souillée. Un matelas et un oreiller de crin, une paillasse garnie de fougères et de varech n'auront aucun de ces inconvénients. Au-dessus des paillasses, vous appliquerez un feutre absorbant qui est préférable au taffetas gommé et à la toile cirée, parce qu'il absorbe l'urine de l'enfant et l'expose moins à avoir la peau excoriée par le contact de ce liquide. Évitez de trop le couvrir ; il ne doit pas souffrir du froid, mais un luxe de couvertures et d'édredon dans une chambre déjà chaude aurait pour résultat de provoquer une transpiration nuisible à la santé.

Le berceau sera placé dans la chambre, de façon à ce que le jour ne tombe pas sur la figure de l'enfant. A un âge aussi tendre, la vue est très-impressionnable, et il faut la ménager. Pour la même raison, je conseillerai en passant de ne pas le laisser regarder attentivement, comme ils le font tous, une bougie allumée ou un feu un peu vif ; ces petits détails ont leur importance ; généralenent la mère encourage ces premiers signes de curiosité, indices d'une intelligence qui s'éveille, on doit au contraire les réprimer.

Des rideaux au berceau peuvent être utiles pour le protéger en hiver des courants d'air que peut faire naître l'ouverture d'une porte, pour le préserver des moustiques et des mouches dans les pays et dans les saisons où existent ces insectes. Mais on ne doit pas oublier que l'air est nécessaire à un enfant et que les rideaux ne devront pas l'intercepter. Si les mouches le gênaient, il vaudrait mieux poser sur sa figure un voile de tulle ou de gaze dont les mailles lui permettraient parfaitement de respirer. La vigilance maternelle veillera, du reste, à ce que, dans sa chambre, il ne s'introduise aucun insecte qui puisse troubler son repos.

Son appartement sera choisi dans la partie la plus saine de la maison, parfaitement éclairé, aéré et exposé si c'est possible au soleil levant. J'aime le soleil pour les enfants, c'est la santé, la bonne humeur et la gaîté ; « où le soleil n'entre pas, dit un proverbe italien, entre souvent le médecin, » et c'est bien vrai. Cet appartement communiquera avec la chambre de la mère, car je ne crains rien tant pour les enfants à la mamelle que le transport pendant la nuit à travers un corridor ou plusieurs pièces froides. Il est vrai qu'on peut me répondre que la mère ne se séparera pas du bébé et qu'il reposera toute la nuit dans sa propre chambre sous sa surveillance immédiate. Cette objection me satisfait peu ; elle habite peut-être une grande ville où l'air est mesuré d'une façon parcimonieuse à des appartements exigus ; quoique nourrissant son enfant il est possible qu'elle n'ait pas voulu s'éloigner de son mari, et on conviendra avec moi qu'il ne peut être d'une bonne hygiène de donner à trois personnes un aliment respiratoire qui est à peine suffisant pour deux. Il ne faudrait pas s'arrêter à la pensée qu'une aussi petite créature doit consommer une bien faible quantité d'air, ce serait une erreur ; les enfants ont des besoins respiratoires très-énergiques ; tandis que l'adulte de 20 à 25 ans respire en moyenne de 18 à 20 fois par minutes le nouveau-né fait 40 inspirations dans le même temps (1). La consommation de l'air est donc plus active chez l'enfant que chez l'adulte, et on n'aura garde d'oublier ce fait pratique dont les applications sont en hygiène de la dernière

(1) Fonssagrives.

importance. Il faut de l'air à l'enfant, de l'air à profusion ; sa santé, sa vigueur, son développement sont à ce prix. Les mères négligent trop cette question ; elles veillent avec la plus grande sollicitude à son alimentation, choisissent atten tivement les mets qui la composent, et ne songent pas que la qualité de l'air qu'il respire importe autant que celle des aliments qu'il consomme et que de même qu'on ne marchande pas à son appétit une nourriture saine et fortifiante, on ne doit pas refuser à ses poumons un air pur et bienfaisant.

Ce courant d'idées me conduit naturellement à consacrer quelques mots aux promenades de l'enfant, car c'est par elles que l'on remplira surtout l'indication que je viens de poser. De toutes les mesures hygiéniques imposées par une éducation bien entendue, c'est la plus précieuse, et, je ne crains pas de l'avancer, la plus négligée.

Les préoccupations de température, le mauvais vouloir ou les préjugés de la nourrice, les obstacles de toutes sortes apportés par le monde à la liberté des femmes sont les raisons invoquées pour enfreindre une règle des plus salutaires. Le tort de beaucoup de mères est de considérer la promenade comme une simple distraction pour l'enfant, dès lors rien de plus naturel que de la faire passer après leurs convenances personnelles et celles de leur entourage. Il ne doit pas en être ainsi, l'exercice et la respiration en plein air sont nécessaires à la santé et au développement de l'enfant ; ils sont indispensables pour lui constituer un bon tempérament, et cette considération doit primer toutes les autres.

« Ce devrait être pour nous, dit Hufeland, une loi sacrée et inviolable de ne pas laisser passer un seul jour sans procurer à l'enfant cette loi si importante et si vivifiante de la promenade (1).

Les sorties seront donc quotidiennes et répétées dans la belle saison deux fois par jour, le matin et l'après-midi. On recule quelquefois longtemps après la naissance l'exposition de l'enfant à l'air, et on le laisse s'étioler dans son berceau pendant des mois entiers ; c'est une faute ; au bout de huit jours en été, quinze jours en hiver, il devra avoir fait sa première sortie ; une fois qu'il sera habitué à l'impression

(1) *La Macrobiotique ou art de prolonger la vie*, par Hufeland, traduct. de Jourdan. Paris, 1838.

de l'air, il passera tous les jours plusieurs heures dehors.

L'âge de l'enfant règlera la durée de ses promenades ; deux heures suffisent au début, mais à mesure qu'il grandira on en reculera progressivement les limites, de façon à lui faire passer la plus grande partie de ses journées dehors. En hiver, ces sorties seront plus courtes et ne pourront être aussi régulières, on sera forcé de sacrifier celle du matin, l'air est trop humide et trop vif ; mais il n'en sera pas de même de l'après-midi ; en résumé, l'on peut dire d'une façon générale qu'il faudra faire sortir l'enfant toutes les fois que le temps le permettra, après avoir, bien entendu, pris toutes les précautions d'habillement qu'exige la saison. Les inconvénients du froid diminuent du reste à mesure que l'enfant en se développant peut réagir contre les influences atmosphériques, de sorte qu'une température qui pourrait être un obstacle pendant le premier ou le deuxième mois ne serait même plus un prétexte dès que l'enfant a atteint 8 ou 10 mois et peut par ses mouvements développer une chaleur suffisante pour lutter contre le froid extérieur.

Les jours où l'on ne peut pas faire sortir l'enfant, il ne doit pas rester confiné dans son berceau, privé de mouvements et d'exercice. S'il peut marcher, on l'étendra sur un tapis où il prendra ses ébats ; s'il est encore dans les premiers mois de la vie, la nourrice le promènera dans sa chambre. Je tiens essentiellement à cette précaution ; les nouveau-nés sont sujets à la constipation, et j'ai noté bien souvent une grande relation entre cet état et la privation d'air et d'exercice. Cette relation existe du reste chez les grandes personnes, pourquoi ferait-elle défaut chez les enfants ? Quand un bébé bien portant du reste est constipé pendant deux ou trois jours, quand cet accident vaincu une fois, deux fois par les moyens ordinaires, se reproduit avec une ténacité qui vous inquiète, rappelez-vous que ses intestins manquent de l'air et de l'exercice qui doivent stimuler leur vitalité fonctionnelle ; laissez alors de côté les recettes médicamenteuses qui loin d'enrayer cette disposition ne feront que l'aggraver et exerceront en outre, à la longue, une fâcheuse influence sur le tube digestif ; mettez plutôt cet enfant dans les bras de sa bonne et partez pour la promenade. S'il fait mauvais, que cet exercice ait lieu dans l'appartement, mais surveillez votre bonne, car, croyez-moi, elle trouvera que le bébé est lourd et s'asssiera en le déposant sur ses genoux; le but est alors manqué, l'enfant s'endort; il serait mieux dans son berceau.

HUITIÈME ENTRETIEN

Des fonctions et des soins de la peau.

HUITIÈME ENTRETIEN

Des fonctions et des soins de la peau.

Des fonctions de la peau. Nécessité de la fortifier. — Lotions et Bains. Règles qui doivent présider à ces ablutions.

La peau chez l'enfant comme chez l'homme, mais plus encore chez l'enfant, joue un grand rôle dans l'équilibre normal de la santé. Elle sécrète, elle exhale et elle absorbe, et ce triple fonctionnement est lié à la santé générale au point qu'il ne peut être altéré sans que la constitution n'en éprouve un sérieux ébranlement. Il exige, pour s'exercer dans de bonnes conditions, l'intégrité et la vigueur de la peau; est-elle peu active et imperméable, elle augmente la chance des affections des organes respiratoires et abdominaux, des maladies catarrhales, des troubles circulatoires. Est-elle délicate et impressionnable, la moindre oscillation de l'atmosphère, le plus faible courant d'air l'affecte et retentit sympathiquement sur les organes internes (1).

D'après des autorités respectables de toutes les causes qui contribuent le plus à entretenir parmi nous certaines maladies, la plus active est notre négligence à entretenir notre peau dans un état continuel de propreté et de vigueur par l'usage des bains. Le dernier des hommes, dit Hufeland, a l'intime conviction que l'entretien de la peau est nécessaire à la santé des animaux; le palefrenier néglige tout pour étriller, bouchonner et laver son cheval, et si l'animal tombe malade, on soupçonne qu'il a bien pu négliger les soins de propreté (2). Il résulte de ces faits, qu'en bonne éducation physique, les moyens destinés à entretenir et à fortifier la peau doivent être l'objet de nos plus sérieuses préoccupations; quelques notions à ce sujet ne seront donc pas inutiles. On parle beaucoup trop aux mères de lotions, de lavages,

(1) En oblitérant par des induits imperméables la surface d'évaporation cutanée, Foucault a déterminé chez divers animaux des désordres graves suivis de mort plus ou moins promptement.

Foucault, Compte rendu de l'Académie des sciences. Tome VI.

(2) Hufeland, *oper. cit.*

de bains à l'eau même froide sans leur tracer des règles précises. L'eau froide cependant est un agent difficile et quelquefois dangereux à manier ; son emploi exige donc plus que tout autre un esprit de méthode sans lequel on s'expose à des mécomptes certains.

De tout temps, on a reconnu la nécessité de laver et de baigner fréquemment les enfants non-seulement dans un but de propreté, mais encore dans celui de les fortifier, de donner du ton à leur peau et d'habituer cet organe aux impressions extérieures. Une question se présente d'abord, elle a divisé les philosophes et les hygiénistes, c'est le degré de température de l'eau qui doit servir aux ablutions ; les uns veulent qu'elle soit froide, les autres redoutant pour l'enfant les conséquences d'une température trop basse recommandent l'eau tiède.

Il me paraît que l'on doit distinguer les lotions faites dans un but de propreté et qui sont répétées bien des fois par jour, des bains que l'on peut faire prendre tous les matins à l'enfant dans le but de le fortifier. Les lotions doivent évidemment être faites à l'eau tiède, l'eau tiède nettoie mieux et n'offre pas les dangers que présenterait l'eau froide si elle était employée dans les mêmes conditions. Mais l'eau tiède ne fortifie pas, n'endurcit pas la peau, elle l'amollit au contraire; comment arriverions-nous par son usage à donner aux téguments de l'enfant cette tonicité qui lui permettra de résister aux influences nuisibles auxquelles il est exposé pendant son existence ? Ce n'est que par l'eau froide que l'on peut atteindre ce résultat. Par eau froide, je ne veux pas entendre de l'eau absolument froide ; tout est relatif, n'oubliez pas qu'un nouveau-né ne peut avoir les mêmes impressions que vous. Le bourdonnement d'une mouche qui vole est un bruit insupportable pour lui, un souffle léger lui produit peut-être la même impression que nous causerait un violent coup de vent. Serait-il étonnant que de l'eau qui sera pour vous à une température très-supportable lui donne une sensation glaciale ? De même pour la chaleur, nous nous apercevons tous les jours que nous ne l'apprécions pas de la même façon ; vingt fois dans des visites à la campagne, on m'a offert pour me laver de l'eau dont la température excessive m'arrachait de vives récriminations, au grand étonnement des ménagères qui ne partageaient pas ma sensibilité. Une cuisinière à l'épiderme calleux et durci par les travaux domestiques, plonge ses mains avec indifférence dans un liquide qui brûlerait affreusement la peau délicate d'une femme du monde, et celle-ci à son tour éprouvera une sensation bien plus obtuse que celle qui sera ressentie par un enfant à la mamelle.

Toutes ces petites questions exigent, on le voit, du tact et de l'intelligence; une femme grossière, une domestique risquera de brûler l'enfant ou de lui faire prendre mal en le lavant avec de l'eau trop chaude ou trop froide. Aussi, ne doit-on pas lui abandonner cette tâche; elle est trop délicate pour être confiée à des mains étrangères (1).

L'âge de l'enfant doit influer sur la température de l'eau; au début, on emploie de l'eau

(1) Jeudi, la princesse de Galles prenait l'air à Hyde-Pack dans un brougham avec son bébé, le futur roi d'Angleterre, sur ses genoux, sans nourrice et seulement accompagnée de mistress Bruce. A ce qu'il paraît, la princesse est un modèle de mère, et l'on dit tout bas parmi les dames de la cour que, chaque soir, on voit cette jeune mère en robe de flanelle afin de pouvoir mieux laver son enfant, lui mettre ses vêtements de nuit et le coucher mollement dans son lit. (*Pall-Mall Gazette.*)

Quel exemple pour beaucoup de nos bourgeoises!

tiède ; peu à peu on la rend plus froide, de façon à l'habituer insensiblement à une température qui vous paraîtra plutôt fraîche que tiède. Une des principales conditions du bain quotidien est d'être court, quelques minutes à peine. Vous posez l'enfant dans sa cuvette ou dans sa baignoire d'enfant et vous le lavez de la tête aux pieds, en portant une attention particulière aux endroits qui étant le siége d'un frottement et étant exposés aux excoriations doivent être endurcis rapidement, les aines, les aisselles, les jarrets. Vous vous servez d'une éponge, d'une grosse éponge ; cela vaut mieux que la flanelle : l'éponge nettoie mieux ; elle pénètre dans tous les replis, dans tous les coins, dans toutes les crevasses des téguments. Elle est plus agréable et plus douce à la peau délicate de l'enfant ; elle contient plus d'eau, permet d'en faire couler sur toute la surface du corps et d'administrer en quelque sorte une douche en miniature, un bain de pluie. Avec l'éponge bien imbibée, on laisse couler l'eau successivement sur les diverses parties du corps de l'enfant, ne négligez point le ventre, c'est un organe qu'il importe de fortifier, surtout dans le premier âge où les dérangements d'intestin sont si fréquents.

La tête devra toujours être mouillée la première; lorsque nous prenons un bain de mer, nous savons tous combien nous nous trouvons mieux de nous laver d'abord la tête: il en est de même pour l'enfant, il sera plus à son aise, il supportera mieux son bain, si vous ne négligez pas cette précaution. Que cette ablution soit lestement faite, si elle était prolongée au delà de quelques minutes à un quart d'heure, il pourrait contracter quelque indisposition. Au bout de ce temps, vous l'essuyez promptement, mais complétement avec une serviette chaude, sèche et souple; n'oubliez pas d'essuyer les oreilles, une semblable omission a pu occasionner des abcès et quelquefois la surdité. Cette petite opération terminée, on le frictionne doucement avec la main, de façon à faciliter la réaction circulatoire ; vous assisterez alors à un spectacle bien fait pour réjouir le cœur d'une mère, vous verrez votre bébé s'étirer, remuer ses petits membres, incliner sa tête en souriant, s'efforcer de bégayer des petits cris de joie, et vous récompenser ainsi de vos soins par des signes non douteux d'un réel bien-être.

Après avoir essuyé l'enfant, il sera poudré soigneusement surtout au voisinage des parties naturelles plus sujettes que les autres aux excoriations ; on se sert de la poudre à la maréchale, de la poudre de lycopode parfumée ou mieux encore de poudre à la violette qui n'est autre chose que de la poudre d'amidon parfumée.

Amidon de riz.............	120 gram.
Poudre d'iris..............	15 —

Ces substances isolent les surfaces, les préservent de l'irritation produite par le frottement, et protégent la peau contre l'action de l'urine et des matières excrémentitielles. Si, malgré ces précautions, les aines, le bas des reins, venaient à s'excorier, il faudrait remplacer ces médicaments par la poudre fine de carbonate de zinc, de zinc naturel que l'on applique soigneusement sur les parties affectées après les avoir lavées et épongées avec le plus grand soin.

C'est le matin à jeun que devra être faite cette ablution, il est bon d'attendre quelques instants après le lever, car il ne serait pas prudent de l'y soumettre soit pendant la digestion, soit pendant que son corps est encore le siége de la moiteur que donne le sommeil. Comme je le disais tout à l'heure, la mère ne doit confier à personne l'importante mission de baigner son enfant, il ne peut donc être indifférent que je dise un mot de son propre costume qui a dans son rôle une certaine importance. En Angleterre, les ladies revêtent pour soigner leurs enfants une robe de flanelle. C'est coquet pour la jeune mère et agréable pour le bébé. Cette robe que l'on pourra avoir n'est cependant pas nécessaire, et elle peut être parfaitement remplacée par un tablier de flanelle. Ce tissu moelleux et chaud est doux à l'enfant ; il se nettoie, se sèche facilement, et est bien préférable à ce vilain tablier de taffetas gommé qui a le don de me donner de l'humeur, car je trouve qu'il refroidit l'enfant, lui cause une impression désagréable, et risque de l'excorier ; en outre, il est fort laid.

Telles sont les données qui doivent présider aux ablutions de l'enfant ; ces bains sont nécessaires à sa santé, et les précautions que j'ai indiquées mettent parfaitement à l'abri d'accidents qu'on a exagérés. On doit surtout retenir que la température ne doit être ni trop élevée ni trop basse ; trop élevée et par cette qualification j'entends trop tiède, elle ramollit le corps au lieu de le fortifier. Trop basse, elle saisit et surprend brusquement l'enfant, chasse le sang de la périphérie aux organes centraux, et diminue notablement la rapidité de la circulation.

La réaction en serait d'autant plus vive et bienfaisante chez un enfant déjà âgé, mais il n'en serait peut-être pas de même chez un bébé de quelques mois ; il vaut donc mieux rester dans les limites d'une température moyenne, limites qui répondent parfaitement aux exigences d'une prudence dont, en hygiène, il ne faut jamais se départir.

NEUVIÈME ENTRETIEN

De la dentition.

NEUVIÈME ENTRETIEN

De la dentition.

Évolution des divers groupes dentaires. — Influence de la dentition sur la santé des enfants. — Dentition facile ; dentition difficile. Incisive de la gencive.

La dentition complète s'effectue en deux séries : la première série se compose de vingt dents, dont dix en bas, dix en haut, savoir quatre incisives, deux canines, quatre petites molaires. Ces dents, qui sont les dents de lait, tombent vers l'âge de sept ans pour faire place à d'autres dents permanentes qui forment la seconde dentition. La première dentition s'opère en cinq groupes : le le premier de ces cinq groupes se compose des deux incisives médianes inférieures.

Survient alors un temps d'arrêt de deux mois environ après lequel le deuxième groupe opère à son tour son éruption ; celui-ci comprend les quatre incisives supérieures, les médianes d'abord, les latérales ensuite, en sorte que lorsque l'enfant a six dents, il en a quatre en haut et deux en bas.

L'évolution de ce groupe est suivi d'un nouveau repos de deux mois, après lequel on voit apparaître le troisième groupe qui est de six dents : les deux incisives latérales inférieures, et les quatre premières molaires.

Intervalle de quatre mois précédant le quatrième groupe qui comprend les quatre canines. Puis nouveau repos de quatre mois encore et apparition du cinquième groupe composé des quatre dernières molaires.

Tel est l'ordre qui préside généralement à l'apparition des dents; quoique ce soit l'évolution la plus fréquente, je ne peux cependant pas la donner pour invariable, car on y signale d'assez nombreuses exceptions. Ainsi, bien que neuf fois sur dix, les incisives médianes inférieures apparaissent les premières, il arrive pourtant que leur apparition est quelquefois précédée par celle des incisives médianes supérieures, mais, dans ces cas rares, les incisives médianes inférieures suivent de près l'évolution des autres. On attribue aux jeunes filles une précocité plus grande qu'aux garçons; ce qui est peut-être vrai pour l'intelligence semblerait l'être aussi pour l'époque d'apparition de la première dent; les recherches statistiques démontrent qu'elle apparaîtrait à 6 mois chez elles, tandis qu'elle ne percerait qu'au 7e mois chez les garçons.

Ce n'est là du reste qu'une moyenne, et il est impossible d'assigner une époque précise à l'âge où a lieu ce phénomène.

Aussi, tandis que certains enfants naissent avec des dents, Louis XIV, Mirabeau, le roi Richard III d'Angleterre, on en voit d'autres chez lesquels la première dent ne se montre que vers dix-huit mois et quelquefois plus tard ; les bizarreries de la nature peuvent encore être poussées plus loin, on possède même des cas de dentition pendant la vieillesse, et j'ai lu dans un journal de médecine qu'une vieille dame eut plusieurs dents après avoir atteint l'âge de soixante-cinq ans (1). Quoi qu'il en soit, il suffit de savoir que dans la majorité des cas, c'est au sixième et au septième mois que l'on devra attendre la première dent.

Les groupes dentaires sortent par séries régulières, et il importe de connaître le temps qu'ils mettent à se développer. L'évolution du premier groupe, incisions médianes infé-

(1) *Gazette médicale de Paris*. 18 septembre 1860. Carré.

rieures, s'accomplit dans un espace de temps compris entre un et dix jours.

Le deuxième, incisives supérieures en quatre ou six semaines.

Le troisième, incisives latérales inférieures, et les quatre petites molaires en un ou deux mois.

Le quatrième, canines en deux ou trois mois.

Le cinquième, dernières molaires, exige un espace de temps égal au précédent.

Comme je l'ai dit, l'évolution de chaque groupe de dents est séparée par un intervalle de repos pendant lequel la dentition cesse complétement, notez ce fait, car, s'il fallait accomplir le sevrage, il faudrait profiter d'un de ces temps d'arrêt. C'est surtout celui qui sépare le quatrième du cinquième, alors que l'évolution des canines vient de se faire, que l'on préférerait, et il est pour cela un excellent motif : la poussée des dents canines est de toutes la plus difficile et la plus laborieuse (1) ; c'est celle qui

(1) L'évolution des canines est sans doute plus laborieuse parce qu'elles ont les racines plus longues, et parce qu'elles poussent enclavées, c'est-à-dire entre deux dents déjà développées. Ce sont les seules dents qui percent dans ces conditions, et l'espace où elles doivent se loger est si étroit qu'on se demande comment elles peuvent y trouver leur place.

est le plus communément précédée ou accompagnée d'accidents ; il y a donc un intérêt évident à ne sevrer l'enfant qu'après qu'il aura douze dents, et que le danger attaché à la poussée des canines aura disparu. Trousseau sans tenir aucun compte de l'âge de l'enfant se basait uniquement pour conseiller le sevrage sur l'évolution de ce groupe dentaire.

Bel enfant jusqu'aux dents, dit un proverbe populaire ; quoiqu'on ait exagéré l'influence de la dentition sur la santé des enfants et qu'on y ait rapporté des maladies qui ne sont que de simples coïncidences, il est cependant vrai que cette phase est souvent critique. Pour mieux la faire apprécier, abandonnons les divisions classiques, et envisageons le travail de la dentition sous deux formes : la dentition facile et la dentition pénible.

Lorsque la dentition se fait facilement, l'enfant n'est plus aussi gai, il devient même parfois triste et maussade, il porte ses doigts et tout ce qu'il peut saisir dans sa bouche, il aime à ce qu'on lui frotte les gencives et prend le sein avec avidité, il se passionne pour lui plus que jamais. Il a du ptyalisme, c'est-à-dire que sa salive coule abondamment hors de sa bouche, et est affecté quelquefois d'une légère diarrhée. A cela, vous n'avez pas grand'chose à faire, respectez le ptyalisme et le dérangement de corps, s'ils sont modérés et passagers, ces légers dérivatifs soulagent l'enfant. Frictionnez légèrement les gencives avec un peu de miel ; si elles sont trop irritées ; vous pourrez faire usage de ce sirop de Delabarre que toutes les mères connaissent bien et qui doit ses propriétés sédatives au miel uni au safran et au tamarin. A ces petits soins, vous joindrez quelques précautions destinées à combattre les fluxions vers le cerveau ; vous couvrirez modérément le cou et le moins possible la tête, vous veillerez à ce que le ventre soit libre, et vous calmerez l'éréthisme nerveux en administrant tous les soirs un bain tiède à 25° centigrades.

On a l'habitude de donner aux enfants qui souffrent ainsi des gencives, un hochet de métal ou en ivoire qu'ils portent instinctivement à leur bouche et qu'ils pressent contre les gencives. A défaut de ces objets, ils mordillent leurs doigts. Je ne suis guère partisan des hochets fabriqués avec des substances dures, ils endurcissent la gencive et rendent plus difficile la sortie de la dent. Il vaut mieux leur donner des substances molles ; un bâton de guimauve, un anneau en gomme élastique, et même une croûte de pain, n'offrent pas les mêmes mouvements et remplissent beaucoup mieux le but qu'on se propose.

La dentition pénible n'offre pas la même simplicité, elle peut donner lieu à de véritables accidents ; l'enfant est en proie à un état fébrile manifeste surtout la nuit, caractérisé par l'agitation, l'insomnie, la mauvaise humeur. Les chairs deviennent molles, les yeux se cernent. Les gencives sont rouges, gonflées et chaudes, et on ne peut les toucher sans qu'il exprime de la douleur. Sa figure est rouge, sa tête lourde et brûlante. Cet état dure de un à huit jours et cesse habituellement le jour même où la dent s'est montrée.

Ce malaise peut s'accompagner de convulsions, d'affections cutanées fort tenaces, d'affections catarrhales qui doivent nous mettre sur nos gardes, mais surtout d'accidents intestinaux ; ces derniers sont les plus graves en ce sens qu'il est des enfants qui sont pris de diarrhée toutes les fois qu'ils percent des dents, de telle sorte que lorsque la dentition se fait trop rapidement, le dévoiement est continuel et finit par épuiser le petit malade.

Les mères entendent dire qu'il faut respecter la diarrhée liée à la dentition ; c'est une erreur dont on a fait justice aujourd'hui ; cela ne veut pas dire qu'il faille arrêter un dérangement léger, momentané et n'exerçant du reste aucune influence sur la santé de l'enfant ; loin de vouloir enrayer cette indisposition, je la regarde comme un bienfait, car elle atténue la fièvre et la fluxion des gencives ; mais il n'en serait pas de même d'un dévoiement continuel qui compromettrait, avec les fonctions digestives, la santé de l'enfant ; il faudrait alors le combattre par les moyens ordinaires. L'usage exclusif du sein, et si cela ne suffit pas, quelques préparations d'eau de chaux ou de bismuth rempliront ce but.

On a vanté l'incision de la gencive quand elle est chaude et gonflée, comptant faciliter par ce moyen la sortie de la dent et apaiser les accidents. En Angleterre cette petite opération est fort en vogue, et elle est pratiquée même par les mères et les nourrices. En France, elle est moins vulgarisée, il est cependant des cas où elle peut rendre des services et soulager le petit malade ; on s'en rapportera pour cela à son médecin.

DIXIÈME ENTRETIEN

Du sevrage.

DIXIÈME ENTRETIEN

Du sevrage.

Sevrage. — Époque à laquelle il devra être opéré. — Indications tirées de l'évolution des groupes dentaires. — Influence de la saison. — Inconvénients d'un sevrage tardif. — Résistance au sevrage opérée par les nourrices. — Nécessité de sevrer de bonne heure l'enfant la nuit et de préparer le sevrage complet de longue main. — Régime de l'enfant sevré. — Usage du vin.

A la dentition est lié le sevrage et l'on peut dire que ce dernier, opéré souvent mal à propos, n'est pas sans action sur les accidents que l'évolution des dents fait naître chez les enfants.

La question du sevrage est délicate et ne devrait jamais être tranchée de propos délibéré par les mères, sans l'avis d'une personne compétente. On se base généralement pour sevrer un enfant sur l'âge qu'il a atteint; c'est un tort; les divers groupes de la dentition seuls doivent nous guider. En effet, si l'on a présent à la mémoire les dangers qui peuvent se rattacher à l'évolution des dents canines, on conviendra qu'il est prudent d'attendre la poussée de ces dents pour transformer l'alimentation de l'enfant. L'enfant a alors seize dents et environ dix-huit mois, il n'a plus à craindre les orages de la dentition et est désormais assez vigoureux pour supporter le changement qui va s'opérer dans son origine.

Il peut arriver cependant que par des raisons trop fréquentes de santé ou de fortune, on ne puisse prolonger l'allaitement aussi longtemps ; dans ce cas, on devra attendre du moins que l'enfant ait ses douze premières dents, et l'on profitera pour le sevrer de l'intervalle assez long qui sépare le troisième du quatrième groupe.

Quelle que soit du reste l'époque que vous choisirez pour opérer le sevrage, vous ne devrez jamais oublier qu'il faut prolonger l'allaitement jusqu'au moment où un groupe de dents aura complété l'évolution qu'il aura commencée.

La saison n'est pas indifférente ; l'opinion vulgaire veut que ce soit pendant le beau temps, c'est-à-dire en été ; elle se trompe encore une fois ; l'été est la saison la plus défavorable ; il prédispose aux dérangements intestinaux si fréquents après le sevrage ; il faut préférer les époques de l'année qui précèdent ou suivent les fortes chaleurs.

S'il est des enfants qui sont sevrés trop tôt, il en est d'autres qui sont allaités indéfiniment, et ceci certainement au préjudice de leur santé. Cet inconvénient se manifeste surtout dans les classes aisées où les nourrices en possession d'une bonne place ont intérêt à se rendre nécessaires et emploient mille moyens pour reculer l'époque où elles seront congédiées. Lorsque, en vue du sevrage, on conseille de commencer à habituer l'enfant à prendre quelques aliments de digestion légère destinés à faciliter la transition, on trouve souvent chez ces femmes une résistance dont la cupidité naturelle à la plupart des nourrices, et empressons-nous de le reconnaître, l'attachement qu'elles portent souvent à leurs nourrissons nous donnent la facile explication.

Si on ne les surveille pas, elles éludent toutes les prescriptions, et l'on voit des enfants arriver jusqu'à quinze, dix-huit, vingt mois, sans avoir pris autre chose que leur lait. Ils ont cependant besoin à cette époque d'une alimentation plus fortifiante, et on voit dépérir ceux qui sont soumis à ce régime ; chose curieuse, il n'est pas rare, il est même très-fréquent que ce dépérissement causé par l'insuffisance de l'alimentation soit exploité par la nourrice comme un motif nécessitant la prolongation de l'allaitement. Ce n'est pas tout, l'enfant à cet âge est déjà volontaire et capricieux, il refuse toute espèce d'aliment qu'il ne connaît pas, et l'on éprouve la plus grande difficulté à le séparer de sa nourrice.

En bonne hygiène, les choses ne doivent pas se passer ainsi : dès l'âge de quatre à cinq mois l'enfant sera habitué à prendre indépendamment du lait de sa nourrice quelques aliments féculents, bouillies, potages, dont on augmentera la quantité à mesure qu'il grandira. De bonne heure, on le sèvrera la nuit ; vous y parviendrez facilement en lui offrant à boire un peu d'eau sucrée d'abord et bientôt de l'eau pure chaque fois qu'il se réveille et demande à teter. Mais c'est surtout la nuit que vous devez vous méfier de la nourrice ; je vous conseille de ne pas compter sur elle pour exécuter vos prescriptions. Placez plutôt l'enfant auprès de vous ou d'une personne qui jouisse de votre confiance.

Plus tard, quand les dents de l'enfant auront poussé, vous lui donnerez des crèmes au lait ou aux œufs, des œufs frais dont on lui fera avaler le jaune avec des mouillettes de pain ; puis vous lui ferez sucer quelques os de poulet, vous lui donnerez un peu de viande et on atteindra ainsi insensiblement le moment où son estomac et son intestin étant ainsi préparés, sa dentition complétée, on pourra supprimer le lait et le mettre à un régime nouveau.

L'enfant une fois sevré, son régime se rapprochera de plus en plus du régime ordinaire de la vie commune ; on évitera, bien entendu, les mets de haut goût, le gibier, les viandes épicées, les pâtisseries, pour la plupart difficiles à digérer, les substances excitantes, telles que les spiritueux et le café.

L'usage du vin s'introduit depuis quelque temps dans le régime de la première enfance ; la plupart des médecins des enfants le conseillent avec raison ; fortement mitigé avec de l'eau, c'est un tonique et un stimulant des facultés digestives. En y trempant un peu de pain, on en fait une espèce de soupe proposée par Donné, qui réussit à merveille. Comme ce médecin, je conseille donc le vin dans le jeune âge ; Hippocrate l'a dit le premier : « Je soutiens qu'il faut donner de préférence aux enfants du vin aussi coupé d'eau qu'il est possible (1). »

(1) Hippocrate, Œuvres, trad. par Littré : *Des airs, des eaux et des lieux*, t. II, pag. 12 et suivantes.

Au fond, le régime de l'enfant est substantiel, à aucun âge, il n'est plus nécessaire ; cela ne veut pas dire qu'il doive passer sa vie à table ; ses repas seront réglés et suffisamment espacés ; au lever une soupe soit au lait ou au bouillon avec du pain ou quelque fécule ; vers onze heures, un second déjeuner un peu plus nutritif et composé le plus souvent d'une soupe encore et d'un œuf à la coque ou d'un peu de viande ; vers trois heures un petit repas fait à la promenade, à l'air libre, avec du pain, des confitures, un peu de chocolat, etc. Le soir il dînera avec de la soupe, de la viande, un légume de saison et quelque légère friandise pour désert. Voilà ma carte ; certains moralistes austères qui voudraient pour l'enfant un régime exclusivement végétal et la privation du vin ne l'approuveront pas, je le sais, mais je ne m'adresse pas à eux, j'écris pour les mères, et je déplore avec beaucoup de bons esprits qu'à une époque et dans un climat où les tempéraments chétifs sont désignés d'avance aux coups de la scrofule et de la phthisie pulmonaire, on puisse encore assigner à l'enfance une nourriture insuffisante à réparer les dépenses de forces et à faire les frais qu'exige son développement.

ONZIÈME ENTRETIEN

Maladies des enfants.

ONZIÈME ENTRETIEN

Maladies des enfants.

Nécessité pour les mères de posséder quelques notions élémentaires sur les affections du jeune âge. — Deux classes : 1° affections simples n'exigeant pas l'intervention du médecin ; 2° affections graves nécessitant l'intervention rapide du médecin. 1re classe : *Blessures* et *coupures légères*. Pansement en cas d'hémorrhagie. — *Brûlures*. Pansement. — *Coryza*. — *Vomissement*. — *Constipation*. — *Croûtes de lait* ou *impetigo*. — *Vers intestinaux*. — *Muguet*. — *Engelures*.

Ce petit livre serait incomplet s'il ne renfermait quelques instructions sur les soins à donner dans les indispositions et les maladies les plus ordinaires des enfants. Certes, je n'ai pas la prétention d'initier complétement la mère de famille à la pathologie médicale du jeune âge, et je ne suis pas de ceux qui croient qu'elle doit être seule le médecin de son fils ; mais je ne partage pas non plus l'opinion des médecins qui regardent comme un danger de la familiariser avec des notions qui lui permettent de prévenir souvent et de soigner en tous cas intelligemment en l'absence de l'homme de l'art des affetions dont elle ne soupçonnerait pas la gravité (1).

En outre, bien des familles habitent la campagne à une certaine distance de la résidence d'un médecin, et il est alors de toute nécessité dans certains cas où un retard dans sa visite peut causer la mort de l'enfant qu'elles puissent

(1) « Combien d'indispositions ne s'aggravent que par l'inexpérience des parents,..... un enfant de 3 ans toussait affreusement depuis six jours. Les parents persuadés qu'il avait la coqueluche l'exposaient systématiquement au grand air et lui faisaient faire de longues promenades en plein mois de novembre. Le petit malade allant de mal en pis, on appelle le médecin. Celui-ci trouve l'enfant couvert d'une sueur froide, expirant avec une peine infinie, à moitié asphyxié, il était trop tard, Au lieu d'une coqueluche, l'enfant avait une fluxion de poitrine double. Il mourut deux jours après. Une autre fois, ce même médecin fut appelé auprès d'un baby de huit mois atteint d'une convulsion violente. La mère éperdue de peur et folle de douleur avait enlevé brusquement son enfant du berceau et le tenait à la fenêtre exposé à moitié nu à l'air froid du dehors. Le lendemain, l'enfant avait une fluxion de poitrine dont il faillit mourir. Il importe donc pour éviter de pareils malheurs que la mère sache soupçonner l'imminence du mal et en reconnaître les débuts. Il convient aussi qu'elle soit capable dans un cas urgent de porter des secours efficaces à son enfant en attendant l'arrivée du médecin.» *Bulletin de la Société protectrice de l'enfant pauvre*, 1870, 3e vol., pag. 59.

lui donner elles-mêmes les soins les plus pressants.

Les maladies qui frappent le premier âge sont de deux sortes : les simples indispositions ou accidents légers auxquels il est bien rare qu'un enfant ne paie pas son tribut et les affections sérieuses quelquefois fort graves qui peuvent compromettre son existence. Les premières sont du domaine de la mère, les notions sommaires que je vais donner lui apprendront suffisamment à les soigner sans avoir, à la rigueur, recours à l'intervention du médecin ; quant aux secondes, liées aux plus hautes questions de l'art difficile de guérir, elles échappent à sa compétence, et elle ne doit les connaître que pour les redouter, les prévenir et leur donner, en attendant des conseils éclairés, les soins les plus pressants. La première classe comprend les petites blessures, les brûlures légères, le coryza ou rhume de cerveau, les vomissements des enfants à la mamelle, la constipation, les croûtes de lait ou *impetigo*, les vers intestinaux, le muguet, les engelures. Je renfermerai dans la seconde les convulsions, le croup, le faux croup, la coqueluche, la pneumonie ou fluxion de poitrine, la dysenterie, la diarrhée.

AFFECTIONS SIMPLES N'EXIGEANT PAS L'INTERVENTION IMMÉDIATE D'UN MÉDECIN.

BLESSURES ET COUPURES LÉGÈRES.

La plupart des blessures que se font les enfants sont occasionnées par une chute et n'offrent pas de gravité ; il en résulte plus de cris que de mal ; il est une chose à remarquer, c'est que l'empressement qu'on leur témoigne, la terreur qu'on manifeste redoublent leur propre frayeur et amènent une véritable explosion de plaintes.

En face d'un accident de ce genre, je ne saurais trop engager les parents à conserver le calme et le sang-froid qui doivent toujours leur servir de règle dans l'éducation de leur enfant. Ils refouleront les impressions qu'ils éprouvent, et se diront bien que leur propre agitation ne pourrait que redoubler la sienne ; on affectera donc en s'approchant de lui pour le relever non une indifférence qui n'est pas dans le cœur, mais une confiance bien justifiée par le peu de danger qu'offrent ces sortes d'accidents. On remettra le bébé sur ses pieds, on essuiera ses pleurs en s'assurant qu'il ne s'est fait qu'une bosse ou une écorchure insignifiantes et on lui fera reprendre ses jeux.

Aussi bien, l'enfance doit avoir ses misères ; il n'est pas mauvais qu'elle s'habitue à supporter la douleur ; c'est encore un âge heureux que celui où les souffrances les plus vivement ressenties nous viennent d'un faux pas sans conséquence ou d'une coupure sans gravité.

Il en est de même des blessures légères que peuvent se faire les enfants avec les instruments tranchants dont ils parviennent parfois à s'emparer ; il ne faut pas s'en effrayer, mais constater la lésion avec une tranquillité au moins apparente ; le plus souvent, elle est fort légère et il suffit, après avoir lavé la plaie avec de l'eau froide, d'en rapprocher tout simplement les bords avec un peu de taffetas d'Angleterre. La coupure peut être profonde ; s'il n'y a pas d'hémorrhagie, prenez les mêmes précautions en attendant l'arrivée d'un médecin qui peut-être jugera à propos d'appliquer un ou deux points de suture. S'il y a hémorrhagie, le temps presse, une artère peut être divisée, il serait dangereux d'attendre, agissez vous-mêmes : trempez un bourdonnet de charpie dans un peu de perchlorure de fer étendu d'eau, appliquez-le sur la plaie, superposez une rondelle d'amadou et une compresse pliée en quatre, et serrez le tout avec quelques tours de bandes ou avec un mouchoir. Rien de plus simple que ce pansement, et cependant il peut sauver la vie à un enfant. Au médecin à apprécier quand il arrivera ce qui reste à faire ; la mère aura accompli son devoir, et bien certainement son sang-froid et son habileté lui vaudront des éloges.

BRULURES.

Les brûlures sont assez redoutables chez les enfants, même quand elles sont peu graves, tant par la douleur qu'elles causent que par l'ébranlement nerveux qui peut en être la conséquence. On se gardera d'enlever l'épiderme soulevé ; aucun topique médicamenteux ne pourrait remplacer cette couche protectrice ; il faudra appliquer immédiatement un peu d'eau froide pour atténuer la douleur et opposer comme le plus simple et le meilleur de tous les remèdes une couche de coton cardé. On enveloppe la partie brûlée dans de la ouate de coton et on laisse ce pansement à demeure jusqu'à ce que la cicatrisation soit effectuée.

CORYZA.

Le rhume ordinaire n'est pas grave chez l'enfant à la mamelle s'il est sans fièvre, s'il prend le sein comme à l'ordinaire et si sa voix n'est pas altérée. On pourra ne rien changer à ses habitudes et se borner à lui faire prendre un peu de sirop de gomme. Le coryza ou rhume de cerveau est plus sérieux, il résulte, comme on le sait, de l'inflammation de la muqueuse du nez ; cette muqueuse gonflée et irritée intercepte le passage de l'air et met ainsi obstacle à la respiration de l'enfant qui tette. On ne négligera aucune précaution pour remédier à cet état. L'enfant sera tenu chaudement et on fera des fomentations dans ses narines avec une plume imbibée d'huile tiède d'amandes douces. Si le rhume se généralisait et atteignait la poitrine, qu'il y ait de la toux et de l'oppression, administrez un peu d'ipécacuanha. Vous apprendrez à connaître et à manier ce vomitif ; il n'est pas d'agent plus utile et plus efficace dans les maladies des enfants, et il convient admirablement dans la plupart de leurs affections.

J'administre généralement l'ipéca aux enfants d'après la formule suivante :

Ipéca....................	30 centig.
Sirop d'ipéca............	30 gram.

par cuillerées à café de cinq minutes en cinq minutes jusqu'à vomissements.

Si la mère de famille habite la campagne, ce médicament devra figurer au premier rang de sa petite pharmacie, mais comme il est difficile de le conserver ainsi préparé sans qu'il s'altère, elle devra avoir des petits paquets de 30 centigrammes que l'on mélange à un peu de sirop simple avant de l'administrer.

VOMISSEMENTS.

Beaucoup d'enfants vomissent tout en venant très-bien ; ce n'est donc pas toujours une maladie, mais une indisposition liée à l'abondance du lait dans les mamelles de la nourrice et à une trop grande ingestion de ce liquide de la part du nourrisson. Quoique ce phénomène n'offre rien de grave puisqu'il n'est autre chose que la régurgitation naturelle du trop-plein de l'estomac de l'enfant, je pense qu'il vaut mieux le prévenir, il suffira de diminuer la dose de lait qu'il ingère à chacun de ses repas jusqu'à ce qu'il arrive à conserver tout ce qu'il prend. Si ces vomissements coïncident au contraire avec le dépérissement de l'enfant, il y aura lieu de s'en préoccuper sérieusement et de soupçonner une autre cause que son abondance ou l'appétit du nourrisson. On craindra une altération de l'estomac ou la mauvaise qualité du lait.

Commencez toujours par régler le régime en donnant à teter toutes les deux heures, cinq minutes seulement. En même temps, vous essaierez quelques doses légères de magnésie ($0^{gr},30$ par exemple) délayées dans une tasse d'eau pure ou sucrée légèrement, dont on donnera une cuillerée à café avant la prise du sein. Vous pourrez donner tout aussi bien une cuillerée à café d'eau de chaux ou une grande cuillerée d'eau de Vichy, mais je vous recommande surtout la magnésie ; ce médicament est d'une complète innocuité et il doit être rangé parmi les remèdes dont l'emploi peut être permis aux personnes étrangères à la médecine. Il est absorbant et anti-acide, et, dans beaucoup de cas où les vomissements sont dus à l'acidité du suc gastrique, il pourra guérir en neutralisant cette acidité.

Mais cette indisposition peut provenir du lait de la mère ; dans cette hypothèse, elle n'oubliera pas d'interroger sa santé ; n'a-t-elle pas elle-même l'estomac dérangé ? Assurez-vous si votre langue n'est pas chargée, si vous n'avez pas la bouche amère, si vous n'éprouvez pas des douleurs ou des crampes d'estomac. Il est rare que les indispositions même passagères des nourrices soient sans influence sur les nourrissons, et il faut avoir ce fait bien présent à l'esprit avant de tenter auprès d'un enfant qui vomit un traitement qui serait dans ce cas complétement nuisible.

CONSTIPATION.

Il n'est pas rare que l'enfant naisse constipé. Si la mère le nourrit elle-même, le colostrum, liquide jaunâtre légèrement purgatif contenu dans les mamelles dès les premières heures qui suivent l'accouchement, débarrassera son intestin des matières qui s'y sont accumulées pendant la vie utérine ; c'est, entre autres raisons, pour ne pas faire perdre à l'enfant le bénéfice qu'il doit tirer de cette purgation naturelle, que l'on conseille de lui donner le sein quelques heures après l'accouchement.

Mais à moins qu'elle ne vienne aussi d'accoucher, le lait d'une nourrice ne possédera pas ces propriétés laxatives, et il pourra arriver que l'expulsion du méconium (1) se fasse attendre chez

(1) On appelle méconium une substance d'un vert foncé,

le nouveau-né ; cet accident se traduira par des coliques et de l'insomnie. On favorisera cette évacuation par des médicaments légèrement laxatifs, une cuillerée d'huile d'amandes douces battue dans du lait et une cuillerée d'eau de fleurs d'oranger ; quelques cuillerées de petit-lait additionné de miel, un peu de manne dissoute dans du lait. Pas d'huile de ricin, c'est une substance trop énergique pour un nouveau-né ; si les laxatifs que je viens d'indiquer échouaient, je préfèrerais donner vingt gouttes de sirop de chicorée répétées plusieurs fois par jour. La constipation est un accident fréquent chez les enfants à la mamelle ; je l'attribue pour ma part aux dérogations aux lois de l'hygiène dont les mères et les nourrices se rendent à leur insu si souvent coupables. Tous nos organes ont leur excitant naturel sans lequel ils ne sauraient qu'imparfaitement fonctionner ; la lumière est le stimulant de l'œil, le son celui de l'ouïe, l'exercice et l'air activent le jeu de l'intestin, est-il étonnant que les fonctions digestives d'un enfant qui ne sort pas, qui s'étiole

d'une consistance poisseuse que l'enfant évacue peu de temps après sa naissance.

jour et nuit dans une chambre exactement close soient frappées d'atonie?

Reportez-vous à un de mes précédents entretiens, où j'insiste sur la nécessité qu'il y a à faire porter l'enfant chaque jour à la promenade et au grand air, sur l'opportunité des ablutions quotidiennes ; c'est dans les cas de constipation que ces prescriptions trouvent leur éclatante justification, et je ne crains pas d'avancer qu'un enfant soumis d'une façon méthodique aux règles que j'ai indiquées est en dehors des cas de maladie, rarement affecté de cette indisposition. Cependant si l'on a négligé ces mesures et que la constipation se présente, il faut la vaincre ; évitez d'abord les purgatifs, j'aime peu à droguer un enfant à la mamelle ; en médecine, surtout en médecine infantile, il faut, autant que possible, avoir recours aux remèdes les plus simples ; j'ai remarqué qu'un peu d'eau fraîche donnée à boire deux ou trois fois par jour constituait un excellent apéritif ; bien des enfants aiment beaucoup l'eau froide et on peut leur en donner en toute sûreté. L'eau fraîche à l'intérieur, les ablutions d'eau sur le corps et surtout sur la région intestinale, qui, avec la promenade quotidienne, auraient pu prévenir la constipation ont échoué ; que faire ? Dans ce cas, préférez aux purgatifs un petit suppositoire de savon ou de beurre de cacao, de la grosseur d'un crayon et taillé en pointe comme lui. On le trempe dans l'huile tiède et on l'introduit doucement dans le fondement de la même manière que la canule d'un irrigateur, le laissant dépasser d'un quart de pouce environ. Il est rare que ce moyen ne détermine pas une prompte et salutaire évacuation. Il en est d'autres qui méritent aussi d'être signalés parce qu'ils peuvent éviter l'emploi des purgatifs : tels sont les lavements émollients, mais mieux encore les frictions sur le ventre avec l'huile de ricin ou un liniment de savon, les bains tièdes qui, employés avec persévérance, triomphent souvent des coliques et des constipations les plus invétérées. Pendant que l'enfant est dans le bain, on frictionne doucement le ventre avec la main surtout du côté gauche où les matières sont accumulées. Mais enfin, il peut arriver que l'on soit obligé d'avoir recours à un purgatif ; le plus populaire en France est le sirop de rhubarbe composé, connu sous le nom de sirop de chicorée. L'action de ce médicament n'explique guère la vogue dont il jouit, et souvent je le vois échouer à des doses fort élevées ; mélangé à d'autres substances, il est plus efficace, ainsi, vous pouvez donner une cuillerée à café de la mixture suivante :

Sirop de chicorée..... }
Huile de ricin........ } aa. 15 gram.

Ayez soin d'agiter la bouteille pour que l'huile se mélange au sirop.

Je préfère à cette préparation une cuillerée à café ou deux de magnésie fluide additionnée d'un peu de sucre pour la rendre agréable au goût, ou bien un peu de sirop de séné à la dose d'une demi à une cuillerée à café. Mais, pour conclure, on se rappellera qu'en général les purgatifs sont de mauvais moyens pour vaincre la constipation ; ils irritent l'intestin et il n'y a rien de plus fréquent que de voir l'indisposition se reproduire aussitôt que leur action a cessé ; on préférera donc l'emploi des divers moyens que j'ai énumérés et on n'aura recours aux purgatifs que lorsqu'ils auront échoué.

CROUTES DE LAIT OU IMPETIGO.

Les croûtes de lait sont d'un aspect jaunâtre, épaisses et humides ; elles ont leur siége tantôt à la face, tantôt au cuir chevelu, quelquefois aux deux en même temps. Cette affection est aiguë ou chronique, aiguë elle est simple et guérit avec assez de facilité ; chronique, elle est l'expression du lymphatisme et peut devenir assez rebelle.

Dans le peuple, le remède est bien simple, l'on applique un vésicatoire au bras et tout est dit ; l'on attend alors patiemment la guérison ; l'usage de cette pratique inutile et barbare est tellement répandu dans certaines contrées, que je suis bien certain, en faisant une exception pour les classes les plus éclairées, que l'on trouverait bien peu d'enfants qui ne portent les traces de cette aimable coutume. Quand on n'applique pas «les mouches aux bras» pour guérir l'impétigo, on les pose pour le prévenir, en sorte que tout le monde y passe, et ceux qui l'ont et ceux qui pourront l'avoir, et ceux qui ne doivent jamais l'avoir. Il est assez singulier, pour le dire en passant, que les mêmes personnes qui ne se décident qu'avec la plus extrême pusillanimité à se laisser appliquer un simple vésicatoire volant en cas de pleurésie ou de fluxion de poitrine, montrent si peu d'hésition à gratifier un enfant de quelques mois d'un foyer de suppuration qui peut se compliquer lui-même de plaques impétigineuses et va être, en tous cas, la source de vives souffrances.

Les anciens médecins obéissant aux doctrines de leur temps se faisaient un scrupule de guérir les croûtes de lait; ils craignaient de déterminer par leur suppression une affection interne plus sérieuse; ce préjugé a encore cours dans le monde où vous le rencontrerez peut-être. Il ne faut pas y prêter l'oreille; en définitive, dans une pareillle matière, ce sont les faits que l'on doit considérer et qui doivent avoir force de loi; or, il est bien démontré que la guérison de l'impétigo n'entraîne aucun accident, et qu'on détruit au contraire en le guérissant une affection qui s'étend sans cesse et qui peut déterminer des ophthalmies et des otites graves.

La maladie est-elle aiguë, on fera tomber les croûtes au moyen de cataplasmes de fécule ou de mie de pain. On fait alors quelques onctions avec de la pommade de concombre, ou bien on soupoudre simplement la tête avec la poudre d'amidon. Si la maladie résiste à ce petit traitement, il faut avoir recours aux applications quotidiennes de pommade de goudron, dont voici une formule :

Goudron................	8 gram.
Axonge.................	40 —

L'affection peut être chronique, vous devez alors instituer un traitement général par les amers et les toniques. Le sirop antiscorbutique à la dose d'une à deux cuillerées à café par jour, le sirop de gentiane aux mêmes doses, la tisane de pensées sauvages sont alors indiqués. On pourrait donner aussi utilement l'huile de morue, mais ce ne sera pas sans l'avis du médecin. Si l'affection existe sur le corps, on joindra à ces moyens des bains alcalinisés avec quelques grammes de bicarbonate de soude. Il sera bien rare que cette médication bien simple ne triomphe pas de l'impétigo le plus invétéré.

VERS INTESTINAUX.

Avec la dentition, les vers intestinaux sont pour les nourrices la cause de toutes les maladies du jeune âge ; c'est leur grand dada ; qu'un enfant éprouve du malaise, perde l'appétit, ait des vomissements, soit pris de diarrhée, ce sont les dents, et si ce ne sont pas les dents ce sont certainement les vers, vite alors un vermifuge. C'est là encore une de ces pratiques déplorables comme on en signale tant dans l'hygiène populaire de la première enfance ; il est quelquefois difficile à un médecin expérimenté de reconnaître la présence des vers chez un enfant, comment une commère ignorante ne s'y tromperait-elle pas ? Il est vrai que c'est surtout dans l'enfance que prédomine la diathèse vermineuse et que des tentatives faites au hazard peuvent être suivies de succès, mais il est aussi incontestable que quand l'emploi des vermifuges est intempestif, il est toujours nuisible ; cette seule considération doit empêcher les mères de donner à la légère des anthelmintiques à leurs enfants.

Rares dans la première enfance, les vers intestinaux sont fréquents dans la seconde ; on en observe deux espèces : les lombrics ou ascarides lombricoïdes et les oxyures vermiculaires. Les lombrics sont de couleur rosée, d'une grosseur de 4 à 6 millimètres, sur une longueur de 16 à 25 centimètres ; ils sont quelquefois fort nombreux et peuvent en pareil cas donner lieu à des troubles assez graves.

Les oxyures offrent une coloration blanchâtre, sont longs de 2 à 3 millimètres, et minces comme un fil ; ces vers séjournent surtout dans le gros intestin où leur présence occasionne vers le fondement de vives démangeaisons et quelquefois une insupportable douleur.

Les enfants qui ont des vers présentent les symptômes suivants : Ils sont paresseux et d'humeur inégale, leur yeux sont cernés, les pupilles dilatées, le visage est ordinairement pâle et le teint plombé. Le nez est le siége d'un prurit continuel ; ce symptôme est populaire et n'a pas toujours la valeur qu'on lui prête, c'est plutôt un signe de dentition et de croissance qu'un signe de vers (1). Tantôt il y a de la diarrhée, tantôt de la constipation, quelquefois des vomissements ; de temps en temps paraît un peu de fièvre. Le sommeil est troublé et accompagné de grincements de dents. Il arrive que les enfants dorment les yeux ouverts, et, dès l'antiquité, ce fut pour les médecins un signe précieux ; enfin, souvent, on remarque dans les selles des fragments de vers et des vers tout entiers.

A part ce dernier, aucun des symptômes que je viens de décrire ne décèle sûrement la présence des vers ; ces phénomènes isolés sont sans valeur ; leur réunion, au contraire, si l'on n'a pas de raison pour croire à une autre mala-

(1) Leroy, *oper. cit.*

die, permet d'affirmer sûrement l'existence de l'affection vermineuse. A plus forte raison, si l'enfant avait rendu des vers ; il est alors probable qu'il en existe d'autres et on n'hésiterait pas à administrer un médicament approprié.

Le traitement est avant tout hygiénique ; il faut changer le régime de l'enfant, supprimer le lait, les farineux, les crudités qui pouvaient entrer dans son alimentation. Les vers indiquent un état fâcheux de la nutrition en général et du tube digestif ; on s'efforcera de modifier cette disposition par des toniques, le vin en petite quantité, les eaux gazeuses et ferrées, les viandes rôties et les fruits cuits. Un changement d'air, surtout si l'on peut envoyer les enfants à la campagne, sera fort utile, et il n'est pas rare que cette simple précaution ait suffi pour guérir les petits malades. Parmi les vermifuges, évitez les purgatifs, le médecin seul doit les prescrire ; la susceptibilité extrême de quelques enfants peut les rendre dangereux dans des mains inexpérimentées. Vous vous contenterez si vous êtes livrée à votre propre initiative de donner quelques doses de semen-contra ou de mousse de Corse.

Le semen-contra est connu de toutes les mères

depuis longtemps ; c'est ce médicament qui est la base de tous les biscuits et de toutes les dragées vermifuges que l'on emploie dans le monde. On pourra le donner dans un peu de confiture ou dans un verre de lait à la dose d'une cuillerée à café pour un enfant de 10 ans, d'une demi cuillerée au-dessous de cet âge. On emploie de préférence aujourd'hui la *santonine* principe actif et insipide du semen-contra. On en fait des dragées, que les enfants prennent très-facilement, on administrera sans danger d'une à deux de ces dragées à un enfant de deux ans, de deux à cinq à un enfant de deux à dix ans.

La mousse de Corse doit ses vertus au sel marin dont elle est imprégnée, c'est aussi un vermifuge très-utile et très-précieux ; comme la santonine, les enfants le prennent sans répugnance ; c'est un des remèdes les plus usités contre les ascarides. On le donnera à un enfant de deux ans d'après la formule suivante :

Mousse de Corse.......... 2 gram.

Jetez dessus

Lait bouillant.............. 100 gram.

Passez et sucrez.

Faire prendre en une fois, le matin à jeun.

Je ne vous parle pas du calomel, quoiqu'il soit très-employé ; je pense que ce n'est pas un médicament que les mères doivent donner elles-mêmes, elles en abusent de l'autre côté du détroit, et je doute que les enfants s'en trouvent bien.

MUGUET.

Le muguet est une maladie due à un champignon, l'*odium albicans*. Elle est caractérisée par de petits points blancs qui se montrent à la partie interne des lèvres, des joues, sur la langue, au palais. D'abord disséminés et semblables à des grains de semoule, ils se réunissent ensuite et constituent des plaques plus ou moins étendues. On dirait qu'une couche de crème a été étendue sur les points affectés ; la bouche est chaude et douloureuse, l'enfant tette avec peine.

Cette affection se développe dans les premiers mois de la vie ; lorsqu'elle apparaît plus tard, elle n'est pas primitive, elle est alors l'expression d'un état général, d'une fièvre grave ou d'une maladie chronique qu'elle vient compliquer.

Le muguet fait d'assez grands ravages dans les hôpitaux d'enfants trouvés ; chez les enfants élevés dans leur famille, il se localise dans la bouche et n'offre pas de dangers. Avant tout, il faut éloigner la cause, c'est quelquefois une mauvaise alimentation, un biberon malpropre ; elle reste souvent inconnue.

Si l'enfant est au sein, il faut le sevrer entièrement pendant un temps ; s'il est sevré, tenez-le à la diète lactée pendant quelques jours ; donnez-lui du lait frais de la même vache, bouilli en été, non bouilli en hiver ; le muguet n'est pas rare chez les enfants nourris artificiellement ; dans ce cas il est indispensable de leur donner une nourrice, et l'on est étonné de la rapidité de la guérison.

Ces précautions seront accompagnées d'un traitement médical fort simple, quelques applications de miel rosat, d'un collutoire au borax.

Borax,............	5 gram.
Miel..............	20 —

Portez trois fois par jour avec un pinceau à aquarelle ce collutoire sur les parties affectées.

DES ENGELURES.

On appelle engelure une tuméfaction rouge, violacée, se produisant le plus souvent aux pieds et aux mains et résultant de l'action du froid sur les tissus.

Comme les brûlures avec lesquelles elles offrent une grande analogie, les engelures peuvent passer par trois degrés : le premier est un état de simple rougeur ou de tuméfaction légère dans le second, l'épiderme peut être détruit ou soulevé en forme de bulles ; le troisième est constitué par la mortification des tissus. La douleur qui, dans le premier degré, est assez légère et ressemble à un prurit incommode devient intense si l'affection s'aggrave et si des ulcérations ou des crevasses succèdent au simple engorgement.

Le froid seul ne suffit pas pour provoquer les engelures, il faut encore l'exposition subite d'une partie engourdie par le froid à une forte chaleur ou celle d'une partie échauffée à une température basse (1).

(1) Les engelures se produisent d'après le mécanisme suivant : l'excitation occasionnée par le froid détermine une contraction excessive des petits vaisseaux, ce qui amène l'allanguissement de la circulation et la pâleur des tissus. Que cette excitation cesse subitement par suite d'une exposition brusque au feu, le phénomène change ; la dilatation des parois vasculaires succède à leur contraction ; le sang afflue dans les voies qui lui sont ouvertes ;

Vous devrez vous rappeler cette circonstance et éviter d'exposer à un feu vif les pieds et les mains de l'enfant. Si ses membres sont froids, c'est peu à peu qu'il faudra les réchauffer en les prenant dans la main et en les frictionnant doucement avec une flanelle sèche ou imbibée de substances aromatiques. Avant de partir pour la promenade par un temps froid ou humide, n'imitez pas l'exemple de ces mères qui approchent l'enfant du foyer afin de donner à ses membres une provision de calorique qui leur permette de réagir contre la température extérieure; c'est là une grave errreur hygiénique et une cause fort active d'engelures ; le changement brusque de température impressionne plus vivement les téguments et produit précisément l'accident qu'on voulait prévenir.

Contre les engelures, les meilleurs médicaments sont les substances astringentes et aromatiques propres à rendre aux vaisseaux la tonicité qu'ils ont perdue. C'est ainsi que vous vous trouverez bien des frictions au baume de Fioraventi, de la teinture de benjoin, du baume

il survient une congestion fort vive, par suite une infiltration de sérosité dans le tissu cellulaire, et voilà l'engelure produite.

du Pérou. J'emploie souvent, surtout s'il y a de petites fissures ou crevasses, la pommade suivante :

Précipité blanc........	2 gram.
Axonge...............	15

Si ces crevasses sont très-étendues et constituent de véritables ulcérations, il importe de calmer la douleur et de stimuler activement les plaies; on y parvient avec le cérat opiacé, de petits ctaaplasmes de farine de lin arrosés de laudanum, des onctions de glycérine, des pansements au styrax. On ajoute à ces moyens un bandage compressif : vous entourerez l'engorgement qui accompagne l'engelure d'une petite bande de sparadrap ou plutôt d'emplâtre de Vigo qui possède lui-même d'excellentes propriétés résolutives. Ce pansement sera fait avec soin et méthode et devra être renouvelé tous les jours. Si la constitution n'est pas très-bonne, il sera utile d'instituer en même temps un traitement général ; vous donnerez dans ce but du sirop de gentiane, du sirop antiscorbutique si l'enfant est très-jeune. S'il a dépassé trois ans, vous préférerez l'huile de foie de morue et une préparation d'iodure de fer.

DOUZIÈME ENTRETIEN

Maladies des enfants.

DOUZIÈME ENTRETIEN

Maladies des enfants.

MALADIES GRAVES NÉCESSITANT L'INTERVENTION RAPIDE DU MÉDECIN.

Convulsions. Diverses causes des convulsions. Indications pressantes. — Croup. Signe du croup. — Nécessité d'habituer même en l'état de santé les enfants à l'examen de leur gorge. — Faux croup. — Coqueluche. — Diarrhée. — Pneumonie ou fluxion de poitrine. — Dysenterie.

Les convulsions sont fréquentes dans l'enfance, et ce sont les plus jeunes enfants qui sont le plus exposés à leur développement. Cela tient à l'exquise sensibilité du système nerveux à un âge où les sensations sont neuves et pour cette raison dangereuses, pour peu qu'elles soient fortes. Elles ne sont donc pas en général une maladie anatomique, mais elles constituent plutôt un phénomène, résultat d'une impression fâcheuse qui a développé une excitation morbide dans le système nerveux. Il en est, il est vrai, qui tiennent à une lésion matérielle des

8.

centres nerveux, mais ce sont heureusement les plus rares, et le médecin saura bien vite les discerner de celles qui résultent d'une trop vive excitation de l'encéphale.

Les convulsions se remarquent chez les enfants qui offrent une prédominance marquée du système nerveux, chez ceux dont l'intelligence est précoce et qui indiquent jusqu'à un certain point le développement prématuré de leurs facultés par le jeu et la mobilité de leur physionomie. Elles se rattachent généralement à des excitations partant de la peau, des muqueuses, de la surface du tube digestif ; ainsi le froid, la disparition subite d'une éruption, la douleur causée par des langes trop serrées, la piqûre d'une épingle mal placée, une dentition difficile, des vers intestinaux et même les impressions factices causées par le chatouillement peuvent les provoquer (1). Il en est de même des sensations morales vives, la contrariété, la colère, la peur surtout.

Les émotions morales chez les nourrices sont aussi de nature à produire les mêmes résultats.

(1) Il est donc imprudent de chatouiller comme on le fait les jeunes enfants pour en obtenir un sourire ou un signe d'intelligence.

Un accès de colère peut chez une nourrice troubler la sécrétion lactée et déterminer des accès convulsifs chez le nourrisson, s'il est allaité immédiatement après.

Ainsi, si un accès convulsif se déclarait chez votre enfant, votre premier soin doit être de rechercher si une des causes que je viens d'énumérer n'a pu le provoquer.

Vous n'oublierez pas que chez un enfant impressionnable, les excitations en apparence les plus innocentes peuvent déterminer ces accidents, c'est ainsi que l'on a vu le parfum des fleurs dont quelques femmes aiment à s'entourer provoquer des convulsions chez des enfants très-jeunes ; dans ce cas, il est évident que la première disposition à prendre est de les soustraire à l'action délétère de ces odeurs et de les porter au grand air. La dentition pourra être soupçonnée si un accès convulsif éclate pendant l'évolution d'un de ses groupes. Vous ferez alors des frictions calmantes sur les gencives, en attendant le médecin qui les incisera peut-être. Vous mettrez l'enfant dans un bain à 30° centigrades; vous n'avez peut-être pas de thermomètre sous la main ; plongez dans l'eau votre bras jusqu'au coude ; le degré de chaleur convenable pour le bras d'une femme le sera aussi pour le corps d'un enfant. Vous le laisserez dans le bain un quart d'heure, et même davantage, jusqu'à ce que la crise soit passée. En le sortant, vous l'essuyez avec une serviette de grosse toile et le roulez dans un couvre-pied bien ouaté.

Mais les convulsions peuvent être occasionnées par la présence d'une trop grande quantité d'aliments dans le tube digestif, dans ce cas, le bain serait une erreur, il faut au plus vite dégager l'enfant. Si on soupçonne qu'il a trop mangé, on administre un vomitif, une ou deux cuillerées de ce sirop d'ipéca que l'on doit toujours avoir chez soi, et à défaut, on le fera vomir en chatouillant la luette avec l'extrémité d'une plume. Quelle que soit, du reste, la cause qui ait provoqué une convulsion, il est quelques soins qui conviennent aux convulsions de toute espèce et qu'on doit dans les familles connaître et administrer en attendant les secours de l'art. Des applications de moutarde aux jambes, des frictions avec la flanelle sur la poitrine, le ventre, l'épine dorsale, quelques cuillerées, si l'enfant peut avaler, d'eau de menthe, de mélisse, de fleurs d'oranger, des compresses d'eau froide sur la tête, des lavements de valériane, des lavements purgatifs au séné, et à défaut au sel de cuisine ou à l'huile d'olive, telle est la nomenclature des remèdes qu'une mère intelligente s'empressera d'abord d'administrer. Notez ces petits soins, ils ont leur importance, et je suis convaincu que bien de petits êtres qui, en l'absence de soins médicaux, semblaient voués à une mort certaine, leur doivent la cessation rapide des accidents qui compromettaient leur existence.

DU CROUP ET DU FAUX CROUP.

Les mères ne redoutent aucune maladie plus que le croup ; il n'en est pas, en effet, de plus effrayante et de plus rapidement dangereuse ; elles doivent donc toutes connaître les symptômes qui signalent l'invasion de cette redoutable affection et les mesures qu'il convient d'adopter pour la prévenir.

Aux débuts, les symptômes sont équivoques et n'attirent malheureusement pas assez l'attention ; les enfants ont de la fièvre plus ou moins caractérisée, avec ou sans frissons. Ils éprouvent du malaise et de la courbature. Ils ont peut-être déjà des fausses membranes dans l'arrière-gorge et le pharynx, mais ils ne se plaignent pas encore de douleur et de gêne dans la déglutition. Sous les angles de la mâchoire existe un noyau douloureux dû à la présence des amygdales malades et tuméfiées. Dans un grand nombre de cas, ces symptômes passent inaperçus, l'enfant reste debout et continue à jouer et à manger comme dans son état habituel, il tousse toujours, mais sa toux n'offre encore aucun caractère particulier. Cependant, une période plus grave suit de près ces préludes ; la voix s'altère et prend un caractère remarquable, elle devient rauque, l'enfant est presque aphone et parle du bout des lèvres seulement. La fièvre augmente, la déglutition devient difficile et presque impossible ; la toux se prononce, elle attirera surtout votre attention ; si vous avez le malheur de l'entendre une fois, vous n'oublierez jamais son accent. Elle est sourde, rauque, éteinte et empêchée ; on a comparé son timbre à l'aboiement d'un jeune chien ou au cri d'un coq.

Au bout d'un temps variable, l'oppression augmente, et les efforts d'inspiration deviennent plus violents, les enfants sont en proie à la plus grande agitation ; leur visage rouge et couvert de sueur exprime la plus vive anxiété. La respiration est bruyante et fait entendre ce sifflement particulier qui résulte de la gêne survenue dans les mouvements respiratoires et qu'on a appelé *tirage*.

Tels sont les signes auxquels vous reconnaîtrez le croup ; vous n'attendrez pas, bien entendu, qu'ils aient atteint ce haut degré de gravité pour réclamer des secours prompts et éclairés. Dès que votre enfant est indisposé, qu'il tousse légèrement, examinez sa gorge, et si vous y découvrez soit de petits points blancs parsemant les amygdales et le voile du palais, soit un gonflement et une rougeur anormale de ces organes, consultez sans attendre, surtout en temps d'épidémie ; l'enfant heureusement n'aura pas toujours le croup, mais il suffit qu'il soit possible pour que vous preniez toutes les précautions nécessaires pour le combattre à temps. A ce sujet, laissez-moi vous dire combien il est important, indispensable même, que vous sachiez examiner la gorge de votre enfant, et que vous lui appreniez de son côté à montrer la docilité nécessaire à cet examen. Je ne néglige jamais dans ma pratique aucune occasion de faire cette recommandation ; convaincu que, dans certaines circonstances, elle a une influence capitale. Sachez-le bien souvent, les enfants ont mal à la gorge et ne s'en plaignent pas, il faut donc que vous puissiez vous-même scruter de temps en temps cet organe et vous rendre un compte exact de l'état dans lequel il se trouve. En outre, si la mère ne doit pas être, comme on l'a dit à tort, le seul médecin de son enfant, elle est du moins le collaborateur nécessaire de l'homme de l'art; n'est-ce pas elle qui, penchée constamment sur le lit où l'enfant se débat contre le terrible mal qui l'oppresse, suit d'un œil anxieux la lutte engagée par la science. N'est-ce pas elle qui doit observer bien des fois par jour la marche envahissante de ces minces et fines pellicules blanches qui menacent d'asphyxier son fils. N'est-il pas nécessaire enfin qu'une mère connaisse exactement les organes où elle peut être appelée à appliquer les topiques que le médecin prescrira? Certainement, je le répète, vous ne sauriez trop vous habituer à examiner la gorge de vos enfants même lorsqu'ils se portent bien; vous aurez ainsi le triple avantage de ne pas laisser inaperçue l'angine la plus légère, d'accoutumer les enfants à une inspection qui peut, sans cela, susciter des orages quand elle devient nécessaire et vous façonner vous-même à l'anatomie d'une région qui doit éveiller toute votre sollicitude. La cuiller effraye souvent les enfants, il est facile de s'en passer en les dressant à abaisser eux-mêmes la langue de façon à découvrir complétement l'arrière-gorge. Ils devront, pour cela, ouvrir largement la bouche en faisant une forte inspiration. Vous voyez alors distinctement deux petits corps glanduleux situés l'un à droite, et l'autre à gauche, ce sont les amygdales qu'il importe de surveiller chez les enfants, car, dans toutes les maladies de la gorge, elles sont presque constamment affectées. Au milieu, la luette, et, de chaque côté, deux replis formant deux arcs qui s'écartent d'autant plus qu'ils descendent davantage; ce sont les piliers du voile du palais. Vous devez vous faire à ces examens, qui n'ont rien que de très-faciles; il ne faut pas que le jour, où l'enfant sera malade et aura besoin de vos soins les plus intelligents, soit le premier où vous regardiez dans sa gorge. Quoique la contagion du croup ne soit pas encore un fait définitivement acquis à la science, vous devez vous conduire comme si elle était démontrée, et isoler immédiatement l'enfant malade de ses frères et sœurs ; il ne doit rester auprès de lui que les personnes dont les soins lui sont indispensables.

Le croup peut être *sporadique*, c'est-à-dire survenir isolément en tous temps et en tous lieux en dehors de toute complication spécifique, comme la plupart des maladies ordinaires ; ou *épidémique*, c'est-à-dire attaquer dans le même temps et dans le même lieu un grand nombre de personnes à la fois. S'il s'agit du *croup sporadique*, il peut suffire de prendre quelques précautions contre les refroidissements, surtout les refroidissements nocturnes, si dangereux pour les enfants ; vous éviterez de les laisser trop tard sur les promenades ou dans les jardins, vous veillerez à ce que leur chambre soit exactement close la nuit. Ils seront chaudement vêtus ; si les médecins sont d'avis d'endurcir un peu les enfants en les habituant de bonne heure à l'action des influences extérieures, ils ne peuvent cependant fermer les yeux devant l'insuffisance des costumes qui sont de mode aujourd'hui. Il est certain que nous grelotterions si nous avions le col, les bras et les jambes complétement à découvert comme beaucoup de babys de ma connaissance. Croit-on qu'ils soient moins sensibles au froid que les adultes ? Bien au contraire, leur peau est plus fine, leur impressionnabilité plus vive, leur puissance de calorification bien moindre (1) ; autant de raisons pour qu'ils soient habillés plus chaudement que nous. Si l'on tenait plus de compte dans le monde de ces principes d'hygiène, les maladies des voies aériennes seraient bien plus rares chez les enfants.

Contre le *croup épidémique*, ni l'isolement ni les précautions les plus sérieuses ne peuvent suffire à préserver d'une maladie qui se propage par l'intermédiaire de l'air. Il faut fuir, si vous le pouvez, et transporter l'enfant loin du foyer de l'infection épidémique; c'est encore le plus sûr moyen de le soustraire au danger qui le menace.

Que pourrai-je vous dire sur le traitement d'une affection aussi grave ; un médicament administré mal à propos peut exercer une influence désastreuse ; vous vous en abstiendrez

(1) La température des enfants est d'autant plus influencée par le milieu ambiant et leur puissance de calorification d'autant plus faible qu'on les observe à une époque plus rapprochée de la naissance.

(Gavarret, *De la chaleur produite par les êtres vivants*.)

donc. Contentez-vous de tenir l'enfant au lit, de lui donner quelques boissons émollientes, quelques sirops adoucissants. Si le médecin tardait cependant, vous pourriez administrer deux ou trois cuillerées de sirop d'ipécacuanha et provoquer ainsi des vomissements qui au moins soulageraient le petit malade.

Les médecins ont longtemps confondu le croup et le faux croup ; c'est à l'illustre Bretonneau que revient l'honneur de nous avoir appris à distinguer deux affections aussi distinctes par leur nature que par leur marche et leur terminaison. L'accès de faux croup se produit généralement la nuit; l'enfant est le plus souvent enrhumé ou atteint d'une angine légère; tout d'un coup, il se réveille en proie à une suffocation extrême ; il tousse ; cette toux ressemble à un aboiement et se répète par quintes prolongées ; l'inspiration est pénible, sifflante ; l'agitation excessive ; le petit malade fait peine à voir, et les personnes qui ne sont pas habituées à ce spectacle croient qu'il va périr. Peu à peu, heureusement, la scène change, les accidents se calment et au bout d'une heure ou deux ont complétement disparu.

Le lendemain, il subsiste quelquefois un léger

catarrhe ; dans la plupart des cas, il n'y paraît plus. Ces accès peuvent se reproduire chez le même enfant, au bout de quelques heures, de quelques mois et même d'une année ; pour ma part, toutes les fois que j'ai constaté un accès de faux croup, il avait été précédé à des intervalles variables d'autres accès.

Quoique cette affection se termine presque toujours d'une manière favorable, on cite des cas exceptionnels, il est vrai, de mort par asphyxie pendant l'accès ; il importe donc d'y porter prompt secours. Du reste, le spectacle que présente le malade est des plus douloureux ; et, quoique l'expérience démontre aux mères le peu de dangers de ces sortes de crises, aucune n'est capable d'attendre de sang-froid le soulagement de son enfant des seules forces de la nature.

Si l'enfant est atteint, comme cela arrive souvent, d'un léger catarrhe, vous lui administrez immédiatement un peu d'ipécacuanha à la dose suivante :

Ipéca....................	60 centig.
Sirop d'ipéca............	40 gram.

par cuilierées à café, de 5 minutes en 5 minutes. A ce moyen vous ajoutez quelques excitants, tels que des pédiluves irritants ou des sinapismes à la moutarde. Je prescris aussi dans ces cas une potion antispasmodique (1) que vous remplacerez, en attendant le médecin, par quelques gouttes d'éther dans un quart de verre d'eau sucrée données après que le vomitif aura produit son effet, par cuillerées à café de 5 en 5 minutes. S'il n'y a ni catarrhe ni angine légère, le vomitif est inutile ; il augmente alors les souffrances de l'enfant sans modifier l'accès. Le faux croup n'est autre chose qu'une névrose, et c'est surtout par les sédatifs du système nerveux qu'il doit être combattu. Vous obtiendrez donc plus de ces médicaments que des vomitifs, quel que soit l'empressement aveugle que mettent encore certains médecins à les prescrire.

COQUELUCHE.

Ceux qui avaient cette affection se couvraient,

(1) Je donne la formule de cette potion qui peut être utile en cas de retard de la part du médecin.

Teinture de musc.................	50 centig.
— d'ambre	5 gram.
Sirop d'éther..............................	30 —
Eau d'oranger............................	90 —

il paraît, autrefois la tête d'une espèce de capuchon ou coqueluchon, d'où le nom de coqueluche.

Cette maladie est contagieuse ; elle est caractérisée par une toux convulsive, revenant par quintes plus ou moins longues, dans lesquelles une inspiration sonore et violente est suivie de plusieurs mouvements brusques, saccadés d'une bruyante respiration. L'accès se termine par un vomissement ou une expectoration de glaires ou de mucosités. Il suffit d'avoir assisté à une de ces quintes pour ne jamais oublier la maladie. L'inspiration surtout est caractéristique, elle ressemble au cri du coq. Un autre signe qui a également une grande valeur, c'est la présence sur le frein de la langue d'une petite ulcération que les travaux de Bouchut ont fait connaître en France.

A ces deux symptômes, vous reconnaîtrez sûrement la coqueluche.

Cette affection règne souvent épidémiquement; les enfants de tout âge y sont alors sujets ; dans les circonstances ordinaires, elle se développe spécialement sur les enfants de un à sept ans. C'est un fait très-connu dans le monde, que le changement d'air exerce une grande influence sur la guérison de la maladie.

Il y a là encore une erreur ou du moins un fait mal interprété ; cette mesure n'est efficace qu'avant l'invasion de l'affection, comme moyen préventif ou abortif, ou quand elle touche à son déclin. Au milieu de son cours, on changerait d'air en vain, cette émigration serait inutile, la maladie poursuivrait invariablement sa marche, et il faudrait peut-être plus tard renouveler ce déplacement.

A la fin de la maladie, au contraire, le changement d'air sera un bienfait ; sous son influence, on verra les accès diminuer et il ne sera même pas rare qu'ils disparaissent subitement.

Vous vous abstiendrez de donner des médicaments dans la coqueluche ; le temps ne presse pas, comme dans certaines autres affections, et vous pourrez attendre les secours médicaux en donnant à l'enfant les soins hygiéniques qui sont de votre compétence. Vous le préserverez du froid et de l'humidité et vous contenterez de lui faire prendre des boissons chaudes et mucilagineuses.

PNEUMONIE OU FLUXION DE POITRINE.

Si, dans le cours d'une bronchite simple ou d'un catarrhe lié à une maladie aiguë fébrile, un enfant offre une augmentation sensible de la fièvre et de la toux, de l'oppression, une fréquence plus grande des mouvements respiratoires, on aura à craindre une pneumonie consécutive ou lobulaire, forme la plus ordinaire que puisse revêtir la pneumonie de la première enfance.

La fluxion de poitrine, contrairement à ce qui se passe chez l'adulte, se montre en effet chez l'enfant le plus souvent pendant le cours d'une autre maladie. C'est généralement à la suite d'une inflammation des bronches, d'un catarrhe isolé ou accompagnant une fièvre éruptive qu'on la voit se manifester. L'enfant a une simple bronchite ou une rougeole sans gravité ; instruite du peu de danger de ces affections, la mère ou la nourrice le soigne par les moyens ordinaires et s'en préoccupe peu. Mais bientôt la scène change ; le petit malade devient triste et abattu, quelquefois impatient et agité. Il arrivé que l'invasion de l'affection s'annonce par des vomissements ; quoique ce signe ne soit pas certain, vous devez le retenir ; il peut, quand il existe, vous faire deviner le péril.

L'enfant prend le sein avec moins de plaisir ; il tousse davantage, sa toux n'est pas sèche comme on l'a prétendu, elle est au contraire humide ; et, si elle paraît sèche, c'est que les enfants ne crachent pas, leur expectoration étant rejetée dans l'arrière-gorge et passant dans l'estomac. La respiration s'accélère, la peau devient brûlante, et la fièvre se met en rapport avec l'augmentation de la chaleur. La respiration se faisant surtout par la bouche, les lèvres et la langue ne tardent pas à se dessécher et se couvrent de petites croûtes brunâtres qui occasionnent des démangeaisons assez vives pour que les enfants y portent sans cesse les doigts. A ces phénomènes, déjà significatifs, l'auscultation vient ajouter des signes irrécusables qui ne laissent aucun doute sur l'existence de la pneumonie.

L'éventualité d'une telle maladie doit tenir constamment en éveil la sollicitude des mères pendant le cours d'un catarrhe ou d'une maladie aiguë fébrile. Du moment où l'affection en apparence la plus légère peut se compliquer subitement d'une affection souvent mortelle, vous comprendrez que l'on ne saurait trop prendre de précautions. Pendant une bronchite, une fièvre éruptive, l'enfant gardera le lit, sera tenu chaudement et devra être surveillé tant qu'il toussera. Si les symptômes que je viens d'énumérer se présentaient, il faudra voir au plus vite un médecin ; en attendant, administrez quelques boissons chaudes et mucilagineuses, des bains de pieds à l'eau de savon ou de cendres de bois ; vous entourerez ses jambes et ses pieds d'une couche de ouate de coton et vous entretiendrez autour de lui l'atmosphère de la chaleur qui l'environne. En outre, il faudra diminuer la quantité de son alimentation, sans toutefois le mettre à la diète ; la diète en effet ne vaut rien pour les enfants ; toutes proportions gardées, ils doivent être nourris dans leurs maladies plus que les adultes, car ils ont plus de besoins et moins de résistance vitale.

DYSSENTERIE.

La dyssenterie est facile à reconnaître : elle est caractérisée par de vives coliques siégeant au-dessous de l'ombilic et de chaque côté du ventre, le long du trajet du gros intestin, un besoin pressant et fréquent d'aller à la garde-robe accompagné de temps à autre de l'expulsion de selles fétides et sanguinolentes ou ressemblant à des raclures de boyaux. L'apparition des garde-robes est liée à un symptôme particulier et fort douloureux qu'on appelle *tenesme :* les malades éprouvent le besoin d'aller à la selle ; ils sentent des épreintes à la partie inférieure du gros intestin, et, s'ils se présentent au bassin, ils éprouvent des efforts fatigants et pénibles qui ne sont suivis d'aucun résultat.

Cette maladie peut être épidémique ; on observe fréquemment des épidémies en Touraine vers les mois de septembre et d'octobre, et, au moment même que j'écris ces lignes, une épidémie fort meurtrière sévit sur la population tourangelle et frappe plus particulièrement les enfants. En temps d'épidémie, il convient de prendre les précautions prophylactiques qui peuvent mettre les enfants à l'abri de l'infection. Il sera bon d'abandonner la ville et de les emmener à la campagne, surtout si l'on y possède une résidence située dans de bonnes conditions hygiéniques et si les environs sont indemnes de toute dyssenterie. On peut être retenu à la ville ; tout le monde, du reste, ne possède pas une maison de campagne ; dans ce cas, établissez autour de vos enfants une surveillance sévère; veillez à ce qu'ils n'aient aucun contact avec des personnes déjà atteintes, à ce qu'ils ne soient pas promenés dans les quartiers qui sont frappés. Le régime a une grande importance ; il faudra tenir la main à ce que les enfants n'aient pas une nourriture trop excitante, à ce qu'ils ne fassent pas usage de fruits froids, à ce qu'ils n'ingèrent pas de grandes quantités d'eau, à ce qu'ils ne mangent pas de pâtisseries ou autres aliments indigestes. On les garantira soigneusement contre les brusques changements de température, considérés avec raison comme propres à provoquer l'affection, et il sera prudent de faire porter à ceux qui sont chétifs et sujets à des dérangements intestinuax soit une petite ceinture, soit des calcçons de flanelle. On aura soin de traiter les indispositions les plus légères ; la diarrhée devra être combattue dès qu'elle se présentera, elle prédispose à la dyssenterie ; de même pour la constipation, à laquelle on opposera les moyens précédemment indiqués.

Si, malgré ces précautions, on ne peut éviter la maladie, un des meilleurs remèdes consiste à administrer l'ipéca dès le début. Quand, après ce vomitif, les selles restent sanguinolentes, sans traces de matières bilieuses ou fécales, une petite dose de calomel peut modifier leur nature et déterminer la guérison. Si la diarrhée persiste, on donnera du bismuth. Enfin, et ces moyens sont du domaine des mères, on aura recours aux bains de siége, aux cataplasmes laudanisés, et on donnera de l'eau albumineuse et de l'eau panée pour boissons.

DIARRHÉE.

Une émotion, un écart de régime de la nourrice ou de l'enfant, un refroidissement, la dentition, la présence de vers intestinaux peuvent produire la diarrhée simple ou catarrhale ; que ces causes se prolongent, et l'indisposition primitive deviendra une maladie sérieuse, difficile à guérir. Le flux muqueux reste d'abord localisé et sans grands retentissements sur l'état général; c'est là son caractère spécial, l'enfant a bonne mine, il continue à teter et n'a pas de fièvre. Mais si ces accidents ne cessent pas, la figure ne tarde pas à pâlir ; les yeux s'excavent et se cernent, l'embonpoint diminue. La mollesse des chairs se met en rapport avec le nombre des selles et la quantité des matières rendues, le bébé fond, comme disent les nourrices, il est plus que temps d'y remédier.

Avant tout, surveillez les selles ; si elles sont jaunes, c'est un bon signe, qui prouve qu'elles sont bien liées et homogènes ; sont-elles au contraire verdâtres, panachées de blanc, tenez-vous sur vos gardes ; le mélange de ces diverses matières annonce que la simple irritation intestinale est sur le point de passer à la variété grave, à la colite. Quoi qu'il en soit, c'est la cause qu'il faut d'abord attaquer ; surveillez l'alimentation de la nourrice, et veillez à ce qu'elle ne prenne pas d'aliments indigestes, de ces crudités qu'elles chérissent et qui ne sont pas quelquefois sans influence sur la prolongation de ces sortes d'accidents. Si l'enfant tète, qu'il n'ait que le lait de sa mère, et encore faudra-t-il, chaque fois qu'on le mettra au sein, en diminuer les doses pendant tout le temps que durera son indisposition. S'il est sevré, vous devrez réduire notablement son alimentation ; n'imitez pas ces parents qui éternisent par leur faiblesse des diarrhées qui auraient cédé à quelques jours de régime. Il est possible que l'enfant ait mal supporté le sevrage ; dans ce cas, il peut être opportun de le remettre au régime lacté, et même de lui rendre une nourrice. On a obtenu ainsi des guérisons inespérées.

Le lait de la nourrice peut être altéré ; c'est là une cause que sa permanence rend redoutable ; il appartient à la mère de chercher à reconnaître les modifications qu'éprouve sa santé. Des souffrances morales prolongées, une grossesse, le retour des règles ont donné souvent le secret de diarrhées qui résistaient aux traitements les plus rationnels. En pareil cas, préparez-vous à changer de nourrice. — J'ai dit, au sujet de la dentition, comment je comprenais la conduite à tenir dans la diarrhée liée à l'évolution dentaire : est-elle légère, c'est un dérivatif utile qu'il ne faut pas se presser de suspendre; la fréquence des selles ou la durée de la maladie la rendent-elle d'une certaine gravité, il faut en arrêter le développement et il est démontré qu'on le fait sans danger. A côté de ces mesures, on instituera son petit traitement, peu de remèdes, point d'opium surtout ; l'usage du laudanum est fort répandu dans les chaumières des nourrices ; que d'accidents, que de crimes peut-être l'usage de ce médicament a dû provoquer ! Vous laisserez de côté ces pratiques dangereuses; deux gouttes de laudanum peuvent empoisonner votre enfant ; abandonnons-en l'emploi aux médecins ; eux seuls peuvent juger des circonstances où il convient de le prescrire et des tempéraments qui peuvent le supporter. Il faudra se contenter de donner un peu d'eau de riz gommée, édulcorée avec de l'eau de fleurs d'oranger ; je conseille de s'abstenir d'eau de chaux et de bismuth. Quel que soit le degré d'innocuité que l'on attribue à ces médicaments populaires, je n'en approuve pas l'emploi en dehors de l'initiative du médecin. Tout médicament administré à contre-temps est pour moi une substance nuisible ; le sous-nitrate de bismuth et l'eau de chaux ont comme l'opium leur indication spéciale que vous ne sauriez connaître, vous risqueriez de donner ces substances dans des diarrhées et à des moments où elles ne conviennent pas. Abstenez-vous, c'est le plus sage. En revanche, je vous conseille, sans réserve, l'emploi de lavements émollients amidonnés ; cette pratique, combinée avec les modifications de régime que je vous ai signalées, suffit parfaitement pour arrêter un flux muqueux sans gravité. N'omettez pas les soins de propreté, qui sont de la dernière importance dans les maladies des enfants, et que la diarrhée exige plus que tout autre. A chaque évacuation, l'enfant sera lavé avec une éponge imbibée d'eau tiède, et on changera son linge afin que le contact des évacuations ne puisse irriter la peau. Puis, on saupoudrera les cuisses et les fesses avec la poudre à la maréchale, à l'amidon, et mieux encore la poudre au lycopode, qui remplit parfaitement le but pour lequel on l'emploie.

La diarrhée grave se dénote elle-même par des symptômes alarmants ; exceptionnellement aiguë, elle constitue alors cette terrible affection à laquelle sa marche foudroyante a fait donner le nom d'*entérite cholériforme*. Le plus souvent chronique et insidieuse dans ses débuts, fréquemment funeste dans ses résultats, elle est surtout le lot des enfants qui subissent une mauvaise hygiène ; les nourrissons des campagnes soumis à une alimentation prématurée lui payent un large tribut. Elle se fait reconnaître à la fièvre, à la fréquence et à la nature des selles qui sont presque invariablement d'un vert plus ou moins nuancé et à la gravité des symptômes généraux. L'enfant est triste et abattu, il maigrit quelquefois en vingt-quatre heures d'une façon notable, ses traits perdent leur éclat et leur fraîcheur, et se flétrissent en peu de jours au point de lui donner l'aspèct d'un vieillard souffreteux. Les vomissements s'ajoutent à la diarrhée et viennent ainsi compliquer cette grave situation ; en peu de jours, l'enfant le plus beau devient méconnaissable, il subit une véritable squelettisation.

Ce tableau nous démontre que, dans la diarrhée des enfants, il ne faut pas perdre de temps ; aux premiers symptômes d'une nature inquiétante, on doit opposer un traitement et un régime éclairés. Mais le danger de ces affections apporte un autre enseignement, c'est la nécessité de les prévenir. On y parviendra en observant les règles que j'ai tracées au sujet de l'allaitement, de l'alimentation, de l'habillement et de tout ce qui constitue l'hygiène de la première enfance. Dans l'ordre de choses établi par la Providence, et en dehors des circonstances épidémiques, un enfant bien constitué, né de parents sains, doit s'élever sans aucune des maladies qui sont d'ordinaire son triste privilége. Puisse ce petit livre aider les mères à arriver à ce résultat !

PHARMACIE DOMESTIQUE

Les mères de famille qui habitent la campagne devront avoir sous la main les médicaments suivants :

Poudre d'ipécacuanha, en paquets de 30 centig.
Tartre stibié (émétique), en paquets de 05 —
Calomel, en paquets de 10 centig.
Laudanum de Sydenham, un flacon.
Magnésie, 15 gram.
Éther, un flacon.
Solution de perchlorure de fer à 30°, un flacon.
Eau de chaux médicinale, un flacon.
Sous-nitrate de bismuth, 10 gram.
Sulfate de quinine, 1 gram.
Teinture d'arnica, un flacon.
Eau blanche, 200 gram.
Une boîte de papiers-sinapismes, dit Rigollot.
Un rouleau de diachylum renfermé dans un étui de carton.
Taffetas d'Angleterre, 4 feuilles.
Coton en rame, amadou, charpie.
Farines de graines de lin, 500 gram.

Substances destinées à la préparation des tisanes usuelles (orge mondé, tilleul, feuilles d'orangers, violettes, fleurs pectorales, camomille), dans des sachets imperméables.

Sans doute toutes ces substances ne peuvent être maniées impunément par des personnes étrangères à la médecine, mais il est utile, dans un cas urgent, qu'elles puissent être offertes au médecin, alors qu'il faudrait perdre un temps précieux pour les envoyer chercher au loin.

TABLE DES MATIÈRES

FIN DE LA TABLE DES MATIÈRES.

CORBEIL, typ. et stér. de CRÉTÉ FILS.

G. MASSON, ÉDITEUR

LIBRAIRE DE L'ACADÉMIE DE MÉDECINE DE PARIS

Place de l'École-de-Médecine

Traité théorique et pratique d'hydrothérapie, comprenant les applications de la méthode hydrothérapique au traitement des maladies nerveuses et des maladies chroniques, par M. le docteur Beni-Barde. 1 vol. gr. in-8 compacte avec figures dans le texte.................................... 16 fr.

Journal de thérapeutique, publié par M. A. Gubler, avec la collaboration de MM. A. Bordier et Ernest Labbée, paraissant le 10 et le 25 de chaque mois par numéro de 48 pages gr. in-8. Prix de l'abonnement: Paris, 18 fr. — Départements, 20 fr.

La Nature. Revue des sciences et de leurs applications aux arts et à l'industrie. Journal hebdomadaire illustré. Rédacteur en chef : M. Gaston Tissandier.

La *Nature* paraît tous les samedis par livraisons de 16 pages gr. in-8 jésus, avec de belles gravures dans le texte ; le tout protégé par une couverture. Chaque année de la publication formera 2 beaux volumes gr. in-8 richement illustrés, de 416 pages chacun. Prix de l'abonnement annuel servi par la poste. Paris, 20 fr. — Départements et étranger, 30 fr. — Prix du numéro : 50 cent.

Conseils à une mère sur la manière d'élever ses enfants. Traitement à suivre dans les maladies et accidents qui réclament des soins immédiats, par Pye Chavasse. Traduit de l'anglais sur la 9e édition, par M. J. Didsbury. 1 vol. in-18. 1 fr. 50

Structure et physiologie de l'homme, démontrées à l'aide de figures coloriées, découpées et superposées, par Achille Comte. 11e édit. 1872. 1 vol. grand in-18, avec atlas de 8 planches gravées en taille-douce et figures dans le texte........... 4 fr. 50

Recherches physiologiques sur la vie et la mort, par Bichat, suivies de notes, par le docteur Cerise. 4e édition. Gr. in-8.. 3 fr.

Système physique et moral de la femme, par Roussel. Nouvelle édition, contenant une notice biographique sur Roussel et des notes, par le docteur Cerise. 1 vol. grand in-18.... 3 fr.

Rapports du physique et du moral de l'homme, par Cabanis. Nouvelle édition, publiée par le docteur Cerise. 2 vol. gr. in-18.. 6 fr.

AGRICULTURE

Journal de l'Agriculture, de la Ferme et des Maisons de campagne et de l'horticulture, fondé et dirigé par J.-A. BARRAL, secrétaire perpétuel de la Société centrale d'agriculture de France. Conseil de direction scientifique, politique et agricole : MM. J.-A. BARRAL, BELLA, CASANOVA, GAREAU DE GASPARIN, DE KERGORLAY, DE LAVERGNE. — Le *Journal de l'Agriculture* paraît tous les *samedis* en un numéro de 52 pages. Il forme par trimestre un volume de 500 à 600 pages, avec de nombreuses planches et gravures. Prix d'abonnement : un an, 20 fr. ; 6 mois, 11 fr.; 3 mois, 6 fr. ; un numéro, 50 centimes. *Pour l'Étranger, le port en sus.* Les abonnements partent du commencement de chaque trimestre.

Le livre de la Ferme et des Maisons de campagne, publié sous la direction de M. P. Joigneaux, par une réunion d'agronomes. 3e édition. 2 vol. gr. in-8o jésus de 2160 pages, imprimés sur deux colonnes, avec 1720 figures intercalées dans le texte.. 32 fr.

L'agriculture française, principes d'agriculture appliqués aux diverses parties de la France, par Louis GOSSIN, professeur d'agriculture du département de l'Oise et de l'Institut agricole de Beauvais. Troisième édition, revue, corrigée et considérablement augmentée. 1 vol. in-4, avec 600 planches dessinées par MM. Isidore BONHEUR, ROUYER, MILHAN, Mlle Rosa BONHEUR, et gravées par MM. Adrien LAVIEILLE et LEBLANC. Prix.. 30 fr.

Conseils à la jeune fermière, par M. P. JOIGNEAUX. 3e édition. 1 vol. grand in-18, avec figures dans le texte......... 1 fr.

Catéchisme d'agriculture, par MM. BAUDRY et JOURDIER. 4e édition revue et corrigée. 1 vol. in-18, avec 89 figures... 1 fr.

Culture des arbres et arbrisseaux à fruits de table. 6e édition du *Cours d'arboriculture*, par M. A. DU BREUIL. 1 vol. gr. in-18 de 800 pages, avec 4 pl. et 575 figures dessinées d'après nature et intercalées dans le texte.................... 8 fr.

Culture des arbres et arbrisseaux d'ornement, plantations de lignes d'ornement, parcs et jardins, 6e édition du *Cours d'arboriculture*, par M. A. DU BREUIL. 1 vol. gr. in-18 de 392 pages, avec tableaux, plans et 190 figures représentant les principales espèces.................... 5 fr.

Culture des vignobles et des arbres à fruits à cidre. Ouvrage comprenant la culture de l'olivier, du noyer, du mûrier et autres arbres économiques. 6e édition du *Cours d'arboriculture*, par M. A. DU BREUIL. 1 vol. gr. in-18, avec figures dans le texte. Prix.. 6 fr.

Instruction élémentaire sur la conduite des arbres fruitiers. Greffe, taille, restauration des arbres mal taillés ou épuisés par la vieillesse, culture, récolte et conservation des fruits, par M. A. DU BREUIL, 1 vol. in-18, avec 91 figures dans le texte.. 2 fr. 50

Traité théorique et pratique du travail des vins; leurs propriétés, leurs fabrications, leurs maladies ; fabrication des vins mousseux, par M. MAUMENÉ. 2e édition, avec 97 figures dans le texte.. 12 fr.

ENSEIGNEMENT CLASSIQUE.

Le baccalauréat ès sciences. Collection de **précis**, par une réunion de professeurs, publiés dans le format in-18 et ornés de nombreuses figures.

Arithmétique, par M. Mauduit, 1 fr. 20. — *Algèbre*, par M. Mauduit, 1 fr. 40. — *Géométrie*, par M. Vacquant, 3 fr. — *Trigonométrie*, par M. Vacquant, 1 fr. 20. — *Géométrie descriptive*, par M. Tissot, 1 fr. — *Cosmographie*, par M. Tissot, 2 fr. 40. — *Mécanique*, par M. Burat, 3 fr. — *Physique*, par M. Fernet, 3 fr. — *Chimie*, par M. Troost, 3 fr. — *Histoire naturelle*, par M. A. Milne-Edwards, 3 fr. — *Géographie*, par M. Levasseur, 1 fr. 75 — *Histoire de France*, par M. Levasseur, 3 fr. 50. — *Littérature*, par M. Gréard, 1 fr. 25. — *Philosophie*, par M. Brisebarre, 1 fr. 50. — Les 14 **précis** sont en outre vendus brochés en 4 vol. au prix de 25 fr.

Ils sont aussi vendus cartonnés.

Cours élémentaire d'histoire naturelle : *Zoologie*, par M. Milne-Edwards, de l'Institut. 1 vol. in-18, avec 497 figures. 11e édition.......... 6 fr.

Botanique, par M. A. de Jussieu, avec 812 fig. 9e édit... 6 fr.

Minéralogie et Géologie, par M. Beudant. 800 fig. 12e éd. 6 fr.

Cahiers d'histoire naturelle, par MM. Milne-Edwards et Achille Comte : *Botanique*. — *Zoologie*. — *Géologie*. Chaque cahier, 1 vol. in-18, avec planches.......... 2 fr.

Traité de physique élémentaire, par MM. Drion et Fernet. 4e édit., entièrement remaniée par M. Fernet, professeur au lycée Saint-Louis, etc., et augmentée d'un appendice sur la théorie mécanique de la chaleur. 1 vol. petit in-8 avec près de 700 fig. 8 fr.

Traité élémentaire de chimie, par M. L. Troost, maître de conférences à l'École normale, 3e édit., remaniée et augmentée. 1 vol. petit in-8, avec près de 500 figures.......... 8 fr.

Cours élémentaire de chimie, par M. Regnault, de l'Institut. 6e édit. 4 vol. in-18, avec 689 figures.......... 20 fr.

Premiers éléments de chimie, par M. Regnault, de l'Institut. 5e édit. 1 vol. in-18, avec figures.......... 5 fr.

Abrégé de chimie, par MM. Pelouze et Frémy, de l'Institut. 6e édit. 3 vol. in-18 avec figures.......... 6 fr.

Chaque volume est vendu séparément.

Leçons élémentaires de chimie moderne, par M. Wurtz, de l'Institut. 2e édit., avec fig. dans le texte. 1 vol. in-18. 7 fr. 50

Précis d'analyse chimique qualitative, par MM. Gerhardt et Chancel. 3e édit. 1 vol. in-18 avec figures..... 7 fr. 50

Précis d'analyse chimique quantitative, par MM. Gerhardt et Chancel. 3e édit. 1 vol. in-18 avec figures..... 7 fr. 50

Cours élémentaire de mécanique, par M. Delaunay, de l'Institut. 7e édit. 1 vol. in-18 avec figures.......... 8 fr.

Cours élémentaire d'astronomie, par M. Delaunay, de l'Institut. 5e édition. 1 vol. in-18 avec figures.......... 7 fr. 50

Leçons d'arithmétique, par M. Tissot, examinateur à l'École polytechnique. 1 vol. petit in-8.......... 2 fr. 80

ENSEIGNEMENT PROFESSIONNEL.

Cette collection est publiée dans le format petit in-8.

Elle est imprimée avec luxe, et illustrée de nombreuses figures, et constitue, pour l'esprit dans lequel elle a été conçue, une série d'ouvrages pratiques et attrayants sur les sciences, mis à la portée des gens du monde.

Cours de mathématiques, par M. Ch. Roguet, comprenant :
Arithmétique, 2e édit. . . . . 2 fr.
Géométrie, année préparatoire, 86 figures. . . . . 2 fr.
— plane (1re année), 326 figures, 2e édition. . . . . . . 4 fr.
Géométrie dans l'espace (2e année), 283 figures, 2e édition. 4 fr.
Géométrie descriptive (3e année), 16 planches. . . . . 3 fr. 50

Physique, par M. Vacca, ancien prof. au lycée de Metz.
1re année. 198 figures. . . . . 2 fr. 50
2e année. 278 figures. . . . . 3 fr. 50

Chimie, par M. J. Girardin, recteur honoraire, directeur de l'École supérieure des sciences de Rouen.

1re année. 86 figures. 2e édit. . . . . 2 fr.
2e année. 202 figures. . . . . 3 fr. 50
3e année. 193 figures. . . . . 3 fr. 50
4e année. 285 figures. . . . . 4 fr.
Les 4 vol. ensemble sont vendus. . . . . 10 fr.

Histoire naturelle, par M. Noguès, professeur à l'École centrale de Lyon.

1re année. 100 figures. . . . . 2 fr.
2e année. . (Sous presse.)
3e année. 143 figures. . . . . 3 fr.
4e année. 455 figures. . . . . 7 fr.
Année préparatoire, par M. Bourres, professeur au lycée de Mont-de-Marsan. . . . . 2 fr. 15

Mécanique, par M. Guiraudet, doyen de la faculté des sciences de Lille.

3e année. 176 figures. . . . . 2 fr. 80
4e année. 261 figures. . . . . 2 fr. 80

Cosmographie, par M. Guiraudet. 100 figures. . . . . . . 2 fr. 20

Mécanique, par MM. Hergot et Fustegueras, professeurs au collége de Cluny.
3e année. 250 figures. . . . . 4 fr.
4e année 122 figures. . . . . 5 fr.

Comptabilité, par M. Barré, professeur à l'École supérieure de commerce, etc.

Cours pratique de tenue des livres. 1 vol. petit in-8. . . . 3 fr. 50
Comptabilité commerciale industrielle. 1 vol. petit in-8. . . . 4 fr.
Comptabilité financière, Changes, Arbitrage, Bourse, Compagnies d'assurances, etc. 1 vol. petit in-8.

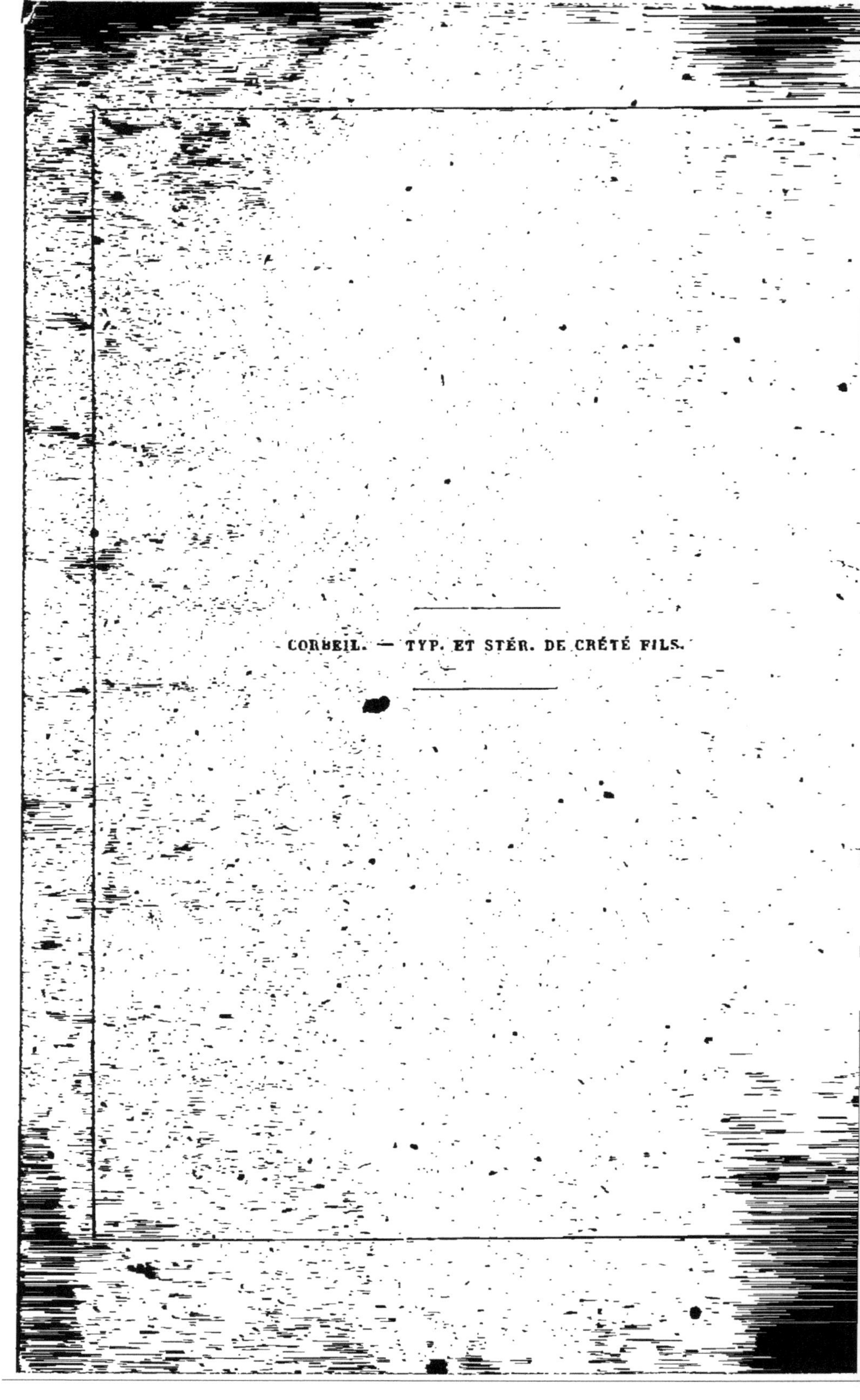

CORBEIL. — TYP. ET STÉR. DE CRÉTÉ FILS.

www.ingramcontent.com/pod-product-compliance
Ingram Content Group UK Ltd.
Pitfield, Milton Keynes, MK11 3LW, UK
UKHW020248180726
13839UKWH00001B/239